肿瘤放射治疗护理

主　编　何爱莲　徐晓霞

河南科学技术出版社
·郑州·

图书在版编目（CIP）数据

肿瘤放射治疗护理/何爱莲，徐晓霞主编．—郑州：河南科学技术出版社，2020．3

ISBN 978-7-5349-9830-0

Ⅰ．①肿…　Ⅱ．①何…　②徐…　Ⅲ．①肿瘤-放射疗法-护理学　Ⅳ．①R473．73

中国版本图书馆 CIP 数据核字（2020）第 015846 号

出版发行：河南科学技术出版社

地址：郑州市郑东新区祥盛街 27 号　　邮编：450016

电话：（0371）65737028　65788628

网址：www.hnstp.cn

策划编辑：邓　为

责任编辑：任燕利

责任校对：董静云

封面设计：张　伟

责任印制：朱　飞

印　　刷：河南省环发印务有限公司

经　　销：全国新华书店

开　　本：720 mm×1020 mm　1/16　　印张：8．5　　字数：150 千字

版　　次：2020 年 3 月第 1 版　　2020 年 3 月第 1 次印刷

定　　价：48．00 元

本书编写人员名单

主　　审　罗素霞

名誉主编　刘东英

主　　编　何爱莲　徐晓霞

副 主 编　惠晓颖　许　斯　职晨阳　焦妙蕊

编　　者　(按姓氏笔画排序)

马艳会　王　静　方　方　申曼玉

白献红　任路遥　许　斯　杜　平

何爱莲　张　莉　张　婷　张　蕾

张莎莎　罗　凤　周毅娟　胡欢欢

侯艳霞　姜会霞　郭艳璟　徐晓霞

职晨阳　曹　丽　龚琼琼　惠晓颖

焦妙蕊　霍　霞

摄　影、编写秘书　曹　丽　冯　璐

前　言

肿瘤护理是一门关于肿瘤预防、护理、康复的专科性较强的护理学科，随着肿瘤研究的迅速发展，新的诊断及治疗手段、新的抗癌药物的研制，肿瘤护理专业人才的需求大大增加。河南省肿瘤医院作为河南省唯一集医、教、研为一体的肿瘤专科医院，首担重任，承担了省内肿瘤专科护士专业学习和规范化培训的主要任务。河南省肿瘤医院放疗科是河南省肿瘤放疗中心、河南省临床医学重点学科、河南省肿瘤放疗专科护士培训基地。为规范肿瘤放疗专科护理人员的学习和专业化培训，河南省肿瘤医院放疗科护理人员在工作之余收集了大量临床护理病例，并进行整理分析、归纳总结，参考相关文献，精心编写《肿瘤放射治疗护理》一书。

本书分别对鼻咽癌、口腔癌、喉癌、颅内肿瘤、食管癌、胃癌、大肠癌、肺癌和乳腺癌这九种人体常见部位肿瘤放疗的护理进行系统而全面的介绍，对放射性皮炎、放射性口腔炎、放射性咽喉炎等放疗常见并发症的临床护理进行了详细的描述，体现了肿瘤放疗护理的专业特色，可作为放疗专科护理人员学习专业知识和规范化培训的参考用书。

本书具有较强的指导性——由多年工作在放疗科临床一线的护理人员编写，包含了编者们一定的亲身护理实践经验；具有实用性——书中图文并茂地介绍了临床工作中的护理病例及用到的护理专业知识；具有全面性——本书对鼻咽癌、口腔癌、喉癌、颅内肿瘤、食管癌等全身各个部位常见肿瘤的放疗护理进行总结，病例较为全面。所以本书可作为放疗专科护理人员学习和培训的参考资料。

感谢我院各位领导、各位专家的大力支持与参与。恳请各位读者提出宝贵意见，以便再版时进行更正。

编者

2019 年 11 月

目 录

第一章　放射治疗概述及护理常规

第一节　放射治疗概述

一、什么是放疗

放疗是利用高能射线杀死瘤细胞并防止其扩散的一种有效的治疗手段。它是治疗恶性肿瘤的主要手段之一，又称放射肿瘤学。它和手术、化疗是治疗恶性肿瘤的主要手段。放疗除用于恶性肿瘤外，还用于治疗一些良性肿瘤（如垂体肿瘤）及很多种良性疾病。通常，低能的 X 线仅用于透视或拍片，如拍摄牙齿或骨骼的 X 线片。放疗通过大致相同的方式治疗肿瘤，只不过照射剂量更高。放疗是给一定体积的肿瘤准确的、均匀的剂量，而给周围正常组织剂量很小，在正常组织损伤很小的情况下治疗恶性肿瘤，这样既能保证患者的生存又能保证患者的生存质量。

二、放疗的发展史

1895 年伦琴发现了 X 线。1898 年居里夫妇发现了镭，它的生物学效应很快得到认识。1899 年医学专家通过放疗治愈了第一例患者。1913 年 Coolidge 研制成功了 X 线管。1922 年深部 X 线机诞生，同年在巴黎召开的国际肿瘤大会上 Coutard 及 Hautaut 报告了放疗可治愈晚期喉癌，且无严重的合并症。1934 年 Coutard 发明了分割照射，一直沿用至今。20 世纪 30 年代建立了物理剂量——伦琴（R）；50 年代制造了钴-60 远距离治疗机，放疗也逐渐形成了独立的学科；60 年代有了电子加速器；70 年代建立了镭疗的巴黎系统；80 年代发展了现代近距离治疗。近 20 年来开展了立体定向放疗、三维适形放疗、调强放疗等，放疗有了飞跃的发展。

三、放疗的方式及目的

1. 方式：放疗分为外照射［又称远距离治疗（放射源在体外对病变区域照射杀死癌细胞）］和内照射［又称近距离治疗（放射源在腔内、管内治疗，组织间、手术中治疗及模照射，在肿瘤病灶内或靠近病灶。其特点是准确、安全、可靠）］。有时患者会同时采用这两种放疗方式。

2. 目的：根治性放疗、姑息性放疗和综合治疗。

根治性放疗是指在足够剂量的放疗后肿瘤可被治愈，患者可获得长期生存，在治疗过程中或治疗后发生一些放疗毒副作用是不可避免的，但应控制在可接受的限度内。

姑息治疗的目的在于缓解症状、延长寿命及在一定程度上控制肿瘤生长。放疗的剂量较低，一般不会产生严重的毒副作用，应以不增加患者痛苦为原则。

综合治疗包括：①放疗与手术综合治疗。手术前放疗可以使肿瘤缩小，减少手术野内瘤细胞的污染，允许手术切除范围小些，降低瘤细胞的生命力(可能减少播散)；手术中放疗可以在直视下进行照射，靶区清楚，能很好地保护正常组织，其缺点是只能照射一次，不符合分次照射的原则；手术后放疗的优点是大部分肿瘤已经被切除，有手术及病理指导放疗；也可以在手术前、后放疗。②放疗与化疗综合治疗。可以增加局部疗效，减少或消灭远处转移，但是会增加全身毒性或增加局部毒性反应。放疗可在化疗之前、化疗中和化疗后应用。在化疗前和化疗中，放疗可以缩小病灶，提高化疗疗效。有时，化疗也可以提高放疗疗效。化疗后放疗可杀灭残存的瘤细胞。③手术前放、化疗。目前在一些肿瘤的治疗中使用，如Ⅲ期非小细胞肺癌、晚期食管癌。治疗后 1 年和 3 年生存率无显著差异。

四、放疗的适应人群

许多肿瘤患者需要做放疗。实际上，超过一半（约 70%）的肿瘤患者在治疗中做过放疗。有时候一些肿瘤仅用放疗一种治疗方式就可治愈，如鼻咽癌。放疗除用于恶性肿瘤外，还用于治疗一些良性肿瘤（如垂体肿瘤）及很多种良性疾病。

五、放疗对瘤细胞的影响，放疗何时起作用？

高剂量的射线可以杀死瘤细胞或抑制瘤细胞的生长。放疗常用于：

1. 治疗肿瘤。杀灭、阻止或减缓肿瘤的生长。

2. 减轻症状。如果不能治愈肿瘤，放疗可以缩小肿瘤体积，减轻肿瘤对邻近器官的压迫，缓解疼痛、失明、大小便失禁等症状。

放疗不会立即杀死瘤细胞。放疗开始数天或数周后瘤细胞开始死亡，并可持续到放疗后数周或数月。

六、放疗的副反应及放疗患者的注意事项

一般情况下，放疗刚开始时并没有危害，但是放疗 1.8~2.2 Gy/10 F 以后副反应可使患者感觉不适或疼痛，如放射性口腔炎、放射性食管炎、浑身乏力、倦怠、恶心、呕吐等。需要注意的是，头颈部照射时头一周的观察也非常重要，患者脑细胞水肿会引起颅内压增高的一些表现，如头痛、恶心、呕吐，需要严密观察，积极对症支持治疗。

患者进入放疗室不能带金属物品，如手表、钢笔、项链、耳环、假牙、钥匙等，以免增加射线吸收，加重皮肤损伤。

七、放疗副反应的处理

放疗不仅可以杀死瘤细胞或减缓瘤细胞生长，也影响周围的正常细胞。正常细胞一般在每次治疗后 6 小时能够恢复。国际通用照射剂量是每次、每天 1.8~2.2 Gy（1.8~2.2 Gy/F），每周照射 5 日，休息 2 日。但是当患者出现严重的副反应时，医生通常会采取以下措施：

1. 降低照射剂量。这个剂量既要使周围正常细胞的损伤达到最小，又要足以杀死瘤细胞。

2. 延长治疗时间或低剂量、多次治疗。患者每日放疗 1 次或以更低的剂量每日放疗 2 次，时间可能持续数周。分次放疗的优点是在杀死瘤细胞的同时，能够使正常细胞得以恢复。

3. 精确放疗。应用新放疗技术，如在影像引导下行调强适形放疗和三维适形放疗，以减少周围正常组织照射剂量，提高肿瘤的照射剂量。

4. 使用药物。放疗时同时应用某些药物可以保护某些器官，如唾液腺。

八、正常器官对放疗的耐受剂量

正常器官对放疗的耐受剂量见表 1-1。

表 1-1　正常组织的放射耐受剂量（单位：cGy）

器官	放射损伤	1%~5%（TD5/5）※	25%~30%（TD50/5）※	照射面积或长度
皮肤	溃疡，严重纤维化	5 500	7 000	100 cm^2
口腔黏膜	溃疡，黏膜发炎	6 000	7 500	50 cm^2
食管	食管炎，溃疡，狭窄	6 000	7 500	75 cm^2
胃	溃疡，穿孔，出血	4 500	5 500	100 cm^2
小肠	溃疡，穿孔，出血	4 500	6 500	100 cm^2
结肠	溃疡，狭窄	4 500	6 500	100 cm^2
直肠	溃疡，狭窄	6 000	8 000	100 cm^2
唾液腺	口腔干燥	5 000	7 000	50 cm^2
肝脏	肝功能衰竭，腹水	2 500	4 000	全肝
		1 500	2 000	全肝条状照射
		3 500	4 500	全肝
肾脏	急、慢性肾炎	2 000	2 500	全肾
		1 500	2 000	全肾条状照射
膀胱	挛缩	6 000	8 000	整个膀胱
输尿管	狭窄	7 500	10 000	5~10 cm
睾丸	永久不育	100	400	整个睾丸（5 cGy/d，散射）
卵巢	永久不育	200~300	625~1 200	整个卵巢
子宫	坏死，穿孔	>10 000	>20 000	整个子宫
阴道	溃疡，瘘管	9 000	>10 000	全部
乳腺				
儿童	不发育	1 000	1 500	全乳
成人	萎缩，坏死	>5 000	>10 000	全乳

续表

器官	放射损伤	1%~5%（TD5/5）	25%~30%（TD50/5）	照射面积或长度
肺	急、慢性肺炎	3 000	3 500	100 cm^2
		1 500	2 500	全肺
毛细血管	扩张，硬化	5 000~6 000	7 000~1 000	
心脏	心包炎	4 500	5 500	60%心脏
骨及软骨				
儿童	生长抑止，侏儒	1 000	3 000	整块骨或 10 cm^2
成人	坏死，骨折，硬化	6 000	10 000	整块骨或 10 cm^2
脑	梗死，坏死	6 000	7 000	全脑
	梗死，坏死	7 000	8 000	25%脑
脊髓	梗死，坏死	4 500	5 500	10 cm
眼				
视网膜	全眼炎，出血	5 500	10 000	全眼
角膜	角膜炎	5 000	>6 000	整个角膜
晶体	白内障	500	1 200	整个或部分晶体
耳（中耳）	严重中耳炎	6 000	7 000	整个中耳
前庭	梅尼埃病	6 000	7 000	整个前庭
甲状腺	功能低下	4 500	15 000	整个甲状腺
肾上腺	功能低下	>6 000	—	整个肾上腺
垂体	功能低下	45 000	20 000~30 000	整个垂体
肌肉				
儿童	萎缩	2 000~3 000	4 000~5 000	整块肌肉
成人	纤维化	6 000	8 000	整块肌肉
脊髓	再生不良	200	450	全身骨髓
		3 000	4 000	局部骨髓
淋巴结及淋巴管	萎缩，硬化	5 000	>7 000	整个淋巴结

续表

器官	放射损伤	1%~5%（TD5/5）	25%~30%（TD50/5）	照射面积或长度
胎儿	死亡	200	400	整个胎儿
外周神经	神经炎	6 000	10 000	10 cm^2
大动脉	硬化	>8 000	>10 000	10 cm^2
大静脉	硬化	>8 000	>10 000	10 cm^2

注：TD5/5 为最小耐受剂量，指在标准治疗条件下，治疗后 5 年内≤5%的病例发生严重并发症的剂量。TD5/5 为最大耐受剂量，指在标准治疗条件下，治疗后 5 年内 50%的病例发生严重并发症的剂量。此处标准治疗条件是指超高压（1~6MeV）治疗，1 000 cGy/周，每天 1 次，治疗 5 次，休息 2 天。整个治疗根据总剂量在 2~8 周内完成。

放疗的早期反应是在放疗期间发生的与治疗目的不相关的反应，它的严重程度反映了死亡与存活干细胞再生率之间的平衡。放疗的晚期反应是指实质细胞耗竭后无力再生而最终导致的纤维化。

放疗早期（急性）反应的同时，还会发生严重的晚期反应。晚期反应表现为纤维化、萎缩和毛细血管扩张。

1. 消化道黏膜：在照射剂量大于 40 Gy 时会出现不同程度的反应如急性黏膜炎，临床症状为腹泻或胃炎，反应的程度与照射野有关。晚期反应通常发生在放疗结束后 12~24 个月，有时可在数年后出现。放疗期间少量多餐、无渣饮食可以降低晚期并发症的发生率。在临床上患者出现腹绞痛、脂肪消化不良、腹泻和便秘交替出现等症状，对症处理和应用抗生素是起作用的。

2. 唾液腺：唾液腺对放射线非常敏感。治疗第一周后（累计剂量 10~15 Gy）即可出现唾液分泌量的下降；总剂量超过 40 Gy 以后，唾液的产生实际已经停止；而总剂量超过 60 Gy 唾液腺的功能将不能恢复。永久性的口腔干燥是唾液腺功能更丧失的最终表现，它不仅存在于腮腺也存在于黏液腺。

3. 皮肤、黏膜：现代放疗设备的最大剂量沉积在皮下 0. 5~4 cm，表皮反应通常限于干性脱皮和色素沉着。常规放疗总剂量为 60~66 Gy 时可见Ⅱ度皮肤反应。单次照射的急性皮肤反应主要是：①早期的红斑。以大于 5 Gy 的剂量照射几小时后，由于血管的扩张、水肿，血浆成分从毛细血管渗出，出现类似于晒伤的早期红斑，这种情况会持续几天。②与细胞死亡有关的继发反应。以 10 Gy 左右剂量照射后会出现干性脱皮，以 15 Gy 剂量照射后则可能出现湿性脱皮。黏膜分化细胞的寿命比表皮短得多，因此黏膜反应出现得比皮肤反应要早。反应按严重程度可分为伴有水肿和毛细血管扩张的红斑、斑块性溃疡或单纯黏膜炎、假性融合黏膜炎及广泛溃疡，黏膜下的纤维化在照射后数周或数月里发生。

4. 膀胱：膀胱损伤分为三个阶段。①急性期。发生在开始分次照射的 4~6 周，特征是黏膜充血、水肿。此后早期的损伤可以演变成上皮剥落和溃疡形成。②慢性发展过程。大约从 6 周到 2 年，主要表现为血管缺血及渐进性黏膜崩解（从表层脱皮到溃疡，直至瘘管形成）。③晚期反应。纤维化和膀胱容量下降可发生在照射后的 10 年里。放、化疗联合应用加速膀胱损伤的出现，但不加速晚期反应的出现。

5. 肝：肝是更新非常慢的器官，肝细胞的平均寿命是 1 年左右。当全肝受到 4 周超过 35 Gy 的照射剂量时，3~6 周以后可能发生致死性肝炎。肝的部分照射对肝功能的影响是有限的，这主要得益于未照射部位肝脏的代偿性肥大。放射性肝病有两个阶段：①急性肝病期。大约在照射第 2~6 周，主要表现为肝大及腹腔积液。这个时期的肝功能测定是异常的（特别是碱性磷酸酶升高）。②慢性肝病潜伏期。从照射后 6 个月至 1 年以上不等，表现为渐进性小叶中心及其周围的纤维化病变（这些改变同时伴有新生静脉的形成或再通、血流的再分布以及肝细胞和胆管细胞的再生性增殖）。

6. 甲状腺：甲状腺可以在照射后几年甚至 10~20 年发生萎缩，并伴有功能衰竭。

7. 睾丸：男性在 0.08 Gy 照射后可出现暂时性的精子数量下降，0.2 Gy 照射后可出现持续几个月精子数量明显下降，0.5 Gy 照射后精子数量下降到 2%以下，2 Gy 照射后可发生持续 1~2 年的精子缺乏，6 Gy 照射后可发生永久性的精子缺乏。因此睾丸受照射可引起不育，但不影响第二性征和性欲。

8. 卵巢：对卵巢的照射可造成与卵巢切除同样的效果。一个月内照射 20~30 Gy 对卵巢功能的损伤是不可逆的。20 岁的妇女可接受的照射剂量为 12~15 Gy，45 岁妇女为 5~7 Gy。

九、目前放疗用的射线和放疗技术

1. 目前放疗用的射线：放疗中最常用的是高能电子束和 X（γ）射线，

即各种类型的 X 射线治疗机产生的中低能（势能在 400 kV 以下）X 射线、医用加速器产生的高能（MV 级）X 射线和钴-60 治疗机产生的 γ 射线。

（1）中低能 X 射线的特点：最大剂量点基本位于或接近模体表面，随着深度的增加，深度剂量逐渐减少。

（2）高能 X（γ）射线的特点：表面剂量比较低，随着深度的增加，深度剂量逐渐增加，直至达到最大剂量点，过最大剂量点以后，深度剂量才逐渐下降。其下降速率依赖于射线能量，能量越高，下降速率越慢，表现出较高的穿透能力。

（3）高能电子线（束）的特点：射程短、有限，可以有效地避免对靶区后深部组织的照射，这是高能电子束最重要的计量学特点，但高能电子束易于散射，皮肤剂量相对较高，且随电子束能量的增加而增加。基于其特点，它主要用于治疗表浅或偏心的肿瘤及其侵袭的淋巴结。

临床应用中，一般用附加铅挡改变限光筒的标准，放射野为不规则野，以适合靶区的形状，并保护周围的正常组织。附加铅挡块可固定在限光筒的末端，也可直接放在患者体表被遮挡的位置。

一般情况下，铅挡厚度略大于所需要的铅厚度最小值。

2. 目前临床常用的放疗技术：外照射、腔内和组织间照射。通常肿瘤的致死剂量与正常组织的耐受剂量之间的差别不是太大，而且正常组织特别是所谓“并行”组织的耐受剂量的大小取决于受照组织的范围，范围越大，组织耐受射线的能力越小。在深部肿瘤的放疗过程中，一些重要器官如脑干、脊髓、肾、性腺等位于或接近肿瘤区域（靶区），要特别注意保护。因此，理想的放疗技术应按照肿瘤形状给靶区很高的致死剂量，而靶区周围的正常组织不受到照射。要使治疗区的形状和靶区的形状一致，必须从三维方向上进行剂量分布的控制。

常规放疗：就是高能 X（γ）射线前后对穿照射，又称为二维放射治疗。

三维适形放疗：在照射方向上，放射野的形状与病变部位（靶区）的形状一致。这种方式能够很好地保护邻近组织，实行三维立体放疗。

调强适形放疗：在照射方向上，放射野的形状与病变部位的形状一致，而且靶区内及表面的剂量处处相等，每一个照射野内诸点的输出剂量率能按要求的方式进行调整。

四维放射治疗：在影像定位、计划设计和治疗实施阶段均明确考虑解剖结构随呼吸变化的放疗技术。它是由 4D 影像、4D 计划设计和 4D 治疗实施技术三部分组成。

X（γ）刀的原理是实现多个小野三维集束照射病变，有单次大剂量照射和分次照射，肿瘤直径小于 3 cm。如脑部的照射。

X（γ）射线立体定向放射治疗（SRT）和立体定向放射手术（SRS）统称为 X（γ）射线 SRT（SRS）。

总之，最近 20 多年进入了精准放疗时代，立体定向放疗、调强放疗（IMRT）、图像引导放疗（IGRT）、旋转调强放疗（VMAT）或螺旋断层放疗（tomotherapy）等广泛开展。新的放疗技术建立在现代影像诊断技术和计算机技术的基础上，依靠最先进的仪器设备，通过调节剂量强度分布，可使照射范围最大限度地接近肿瘤的形状，使肿瘤得到最大照射剂量，而最大限度地降低正常组织照射剂量，有效地保护正常组织，提高肿瘤治疗的增益比。

十、放疗团队成员

放疗团队成员包括放射肿瘤医师、护理人员、放射物理师、放射治疗技师、患者等。

1. 放射肿瘤医师：是专门从事放疗工作的肿瘤学专家。他们不但具备一般临床知识、肿瘤学知识，而且还具备临床放射物理学知识和肿瘤放射生物学知识（肿瘤放射生物学就是肿瘤放射治疗的药理学）。他们根据患者情况做出诊断，确定治疗目的（根治性治疗、姑息性治疗、综合治疗或单一放射治疗），确定放射源（体外照射——常规照射、适形照射、调强放射治疗等近距离照射），制订放疗计划，决定放疗剂量，并帮助处理放疗后副反应。他们与护士及团队的其他成员密切合作。放疗结束后，他们将会随访。随访过程中，他们会评估放疗后远期副反应及放疗效果。

2. 护理人员：责任护士在患者放疗期间提供日常护理、治疗、健康教育和心理护理，和团队的其他成员一起工作。他们会和患者谈论放疗的有关知识，了解患者的病史，给患者做体检，处理副反应，并密切关注患者对放疗的反应。放疗结束后，责任护士可能会看望患者并随访远期副反应，评价放疗疗效。

3. 放射物理师：根据医生提供的治疗方案，为患者制订放疗计划。

4. 放射治疗技师：参与患者的每次放疗，在模拟机下为患者摆位，确保患者接受放射肿瘤医师为其制定的放疗剂量。

5. 患者：也是团队中的一员。患者应做到以下几点：

（1）按时参加关于自己放疗的每个会议。

（2）提问问题，并谈谈自己的想法。

（3）当出现副反应时，一定要让团队中的人知道。

（4）如果感到疼痛，及时告诉自己的主管医生或护士。

（5）遵循医生和护士嘱咐的自我护理原则，如保护好照射区皮肤、多喝水、吃他们建议的食物、保持体重不变。

十一、放疗的过程

患者入院后完成临床检查及诊断（明确诊断，判断肿瘤范围，做出临床分期，了解病理特征）——放射肿瘤医师

确定治疗目的：根治性治疗、姑息性治疗、综合治疗（与手术综合，术前、术中或术后放疗，与化疗综合）或单一放疗——放射肿瘤医师

确定放射源（体外照射——常规照射、三维适形照射、调强放射治疗等近距离照射）——放射肿瘤医师

制作患者固定装置与身体轮廓（体架、头架）——模拟机技师

模拟机下摄片或 CT 模拟——模拟机技师

确定靶区体积、确定肿瘤体积及剂量、确定危险器官及剂量——放射肿瘤医师

制订治疗计划、设计放射野并计算选择最佳方案——放射物理师

制作铅挡块——模室技师

确定治疗计划——放射肿瘤医师、放射物理师

验证治疗计划——放射肿瘤医师、模拟机技师

签字——放射肿瘤医师、放射物理师

第一次治疗摆位——放射肿瘤医师、放射物理师、放射治疗技师

摄验证片——放射治疗技师、放射肿瘤医师

开始每天放疗——放射治疗技师

每周摄验证片——放射治疗技师、放射肿瘤医师

每周核对治疗单——放射肿瘤医师、放射物理师
每周检查患者（必要时更改治疗计划）——放射肿瘤医师
治疗结束时进行总结——放射肿瘤医师
随诊——放射肿瘤医师

十二、放疗相关术语及其定义

1. 肿瘤区（GTV）：指肿瘤的临床灶，为一般的诊断手段（包括 CT 和 MRI）能够诊断出的可见的、具有一定形状和大小的恶性病变范围，包括转移的淋巴结和其他转移的病变。

2. 临床靶区（CTV）：指按一定的时间剂量模式给予一定剂量的肿瘤临床灶（肿瘤区）、亚临床灶及肿瘤可能侵犯的范围。根据这个定义，对同一个肿瘤区，可能出现两个或两个以上临床靶区的情况。

3. 内靶区（ITV）：上述肿瘤区和临床靶区都是根据肿瘤的分布特点和形态在 CT（计算机体层摄影）、MRI（磁共振成像）、DSA（数字减影血管造影）、PET（正电子发射计算机体层成像）等的静态影像上确定的。在患者坐标系中，由于呼吸或器官运动或照射中 CTV 体积和形状变化所引起的 CTV 外边界运动的范围，称为内边界（IM）。内边界（IM）的范围，定义为内靶区（ITV）。

4. 计划靶区（PTV）：在布置放射野时，不仅要考虑到靶区和放射野间的相对空间关系，以及照射中由于呼吸及器官的运动引起临床靶区位置的变化、疗程中肿瘤的缩小等，而且要考虑到每天治疗摆位过程中患者体位的重复性的误差对剂量分布的影响。因此，有必要提出计划靶区的概念。ICRU（国际辐射单位与测量委员会）62 号报告中，将由患者坐标系通过治疗摆位转换到治疗机坐标系中，以及治疗机放射野位置的变化等因素引起的 ITV 的变化范围称为摆位边界（SM）。SM 的范围称为计划靶区（PTV）。因此，计划靶区应包括临床靶区本身、照射中患者器官运动和由于日常摆位、治疗中靶位置和靶体积变化等因素引起的扩大照射的组织范围，以确保临床靶区得到规定的治疗剂量。

5. 治疗区：对一定的照射技术及射野安排，某一条等剂量线面所包括的范围。该等剂量线面原则上要由主管医师选定，但通常选择以 90% 等剂量线为代表的靶区最小剂量作为治疗区范围的下限。

6. 照射区：对一定的照射技术及射野安排，50%等剂量线面所包括的范围。照射区的大小直接反映了治疗方案设计引起的体积积分剂量即正常组织剂量的大小。

7. 冷计量区：内靶区内接受的剂量低于临床靶区规定的处方剂量的允许水平的剂量范围，即在ITV内剂量低于CTV处方剂量的下限（-5%）的范围。冷剂量区的体积应根据靶区内的剂量分布精确计算。

8. 热剂量区：在患者坐标系中，组织接受的剂量高于临床靶区规定的处方剂量的允许水平的剂量范围，即高于CTV处方剂量的上限（5%）的范围。热剂量区的体积亦应根据靶区内外剂量分布精确计算。

9. 靶区最大剂量：计划靶区内的最高剂量叫靶区最大剂量。

10. 靶区最小剂量：计划靶区内的最低剂量。靶区最小剂量不能低于治疗区的剂量。

11. 靶区平均剂量（MTD）：计划靶区内平均分割的剂量矩阵内的剂量的平均值。

第二节　放射治疗的护理常规

一、放疗一般护理常规

【护理评估和观察要点】

（一）护理评估

1. 患者的精神状态、生命体征、自理能力、营养、高危风险因素及肢体运动情况。

2. 患者的心理状况、经济来源、社会关系等。了解患者对疾病的发展、预后的认知，以及对放疗的认知和接受程度及应对能力。

3. 患者配合治疗的依从性。

（二）观察要点

1. 放疗患者的心理活动规律。

2. 常见肿瘤如肺癌、食管癌、乳腺癌、直肠癌、骨肿瘤等的临床症状和体征。

3. 自放疗开始之日起 3 个月内发生的放射反应。

4. 晚期放射反应（放射反应后遗症）指自放疗开始之日起 3 个月后发生的放射反应。放射反应后遗症一旦发生则不可逆，重在预防，无法避免时应向患者及其家属交代清楚。包括：

（1）放射性中耳炎、放射性龋齿。

（2）放射性小肠、直肠、膀胱、食管、气管穿孔等。

（3）放射性皮肤、组织纤维化，皮下水肿，张口困难。

（4）放射性骨髓炎、骨坏死。

（5）放射性脑神经坏死、放射性脊髓病等。

【护理措施】

（一）放疗前护理常规

1. 心理准备：

（1）向患者介绍有关放疗知识、大致的治疗程序、放疗中可能出现的不良反应及预防方法，使患者心中有数，消除焦虑情绪和恐惧心理，积极配合治疗。

（2）准备有关放疗知识的宣教手册，方便患者阅读参考。

2. 执行放疗前准备：

（1）完善各项检查：血常规、尿常规、肝肾功能、血凝常规、肿瘤标志物、胸片、CT、B 超、心电图等。

（2）向患者讲解放疗流程（CT 定位→制订计划→核野→治疗），使其了解放疗过程所需时间，缓解焦虑情绪，配合治疗。

（3）讲解定位的目的及方法，告知患者定位时的配合方法。定位后要保持标记线清晰以及放射野区域皮肤清洁，直至放疗结束。

（4）讲解进入机房治疗的注意事项：摘除金属物品，正确摆放体位，保证放疗的精准性。

（5）了解各种疾病的放疗方案（部位、剂量、次数）。

3. 纠正贫血，给予高蛋白、高维生素饮食。若有感染，必须控制后再行放疗。

4. 如有未愈合的伤口，必须待其愈合后方可放疗。

（二）放疗期间护理常规

1. 放射野皮肤护理：

（1）了解放疗的部位、面积、放射源种类、照射剂量，遵医嘱在放疗前后涂抹皮肤保护剂。

（2）放疗期间评估放射野皮肤反应程度［RTOG 急性放射损伤分级标准］，定期观察放射野皮肤反应的变化程度。

（3）穿全棉、柔软、宽松的衣服；放射野禁用刺激性大的肥皂水清洗及涂抹化妆品；保持放射野皮肤清洁、干燥；放射野区皮肤禁忌冷、热敷，不可贴胶布；放射野皮肤避免日光直射。

（4）保持放射野标记清晰，如标记颜色变浅，应由主管医生给予描画。

（5）皮肤放疗反应分为 5 级：

0 级：无反应。

Ⅰ级：滤泡样暗色红斑，脱发，干性脱皮，出汗减少。

Ⅱ级：触痛性或鲜色红斑，片状湿性脱皮，中度水肿。

Ⅲ级：皮肤皱褶以外部位的融合的湿性脱皮，凹陷性水肿。

Ⅳ级：溃疡，出血，坏死。

2. 口腔黏膜反应护理：

（1）放射性口腔黏膜炎分为 5 级：

0 级：无反应。

Ⅰ级：充血，可有轻度疼痛，无须镇痛药。

Ⅱ级：片状黏膜炎，或有炎性血液分泌物，或有中度疼痛，需要镇痛药。

Ⅲ级：融合的纤维性黏膜炎，可伴有中度疼痛，需麻醉药。

Ⅳ级：溃疡，出血，坏死。

（2）处理措施：应保持口腔清洁湿润，放疗开始后可使用康复新、贯新克（复方维生素 B_{12} 溶液）等漱口；口腔局部感染时，可根据情况给予西吡氯铵、碳酸氢钠等漱口，并给予口腔护理 2 次，同时局部喷洒药物（如外用重组人酸性成纤维细胞生长因子等），以促进表皮黏膜生长；疼痛加剧影响进食时，可用局部麻醉剂（利多卡因和庆大霉素配制液）于饭前 30 分钟含漱数分钟后缓慢吞咽，以缓解疼痛，利于进食。

3. 血常规监测：

（1）放疗期间每周查一次血常规。

（2）当白细胞低于 2×10^9/L、血小板低于 60×10^9/L 时，暂停放疗，同时应用升血药物，注意观察用药后反应。

（3）白细胞低于正常时，抵抗力随之下降，容易感染，应减少探视，患者避免去公共场所，避免接触传染病患者，避免接触动物及其排泄物，室内禁止养花。

（4）经常开窗通风，保持室内空气清新。

4. 放疗期间饮食：

（1）饮食搭配合理，保证高蛋白、高热量、高维生素、低脂肪饮食。饮食以清淡、易消化食物为主，忌过冷、过硬、过热食物，忌油炸、辛辣刺激性食品，禁烟、酒。

（2）鼓励患者每日饮水 2 500~3 000 mL，以增加尿量，促进机体排出毒素，减轻全身放疗反应。

（3）根据放疗反应进行饮食调整。在总热量不减少的前提下，分多次进食。

5. 心理护理：急性放疗反应的出现，往往会加重患者的心理负担。要加强护患之间的沟通，及时发现患者的心理问题，采取个别宣教和集体宣教结合的形式，选择合适的时机，有针对性地适时宣教；通过板报宣传肿瘤防治知识，定期组织小讲座、公休座谈会，增加护-患、患-患交流的机会，介绍放疗成功的病例，鼓励患者增强战胜疾病的信心，顺利完成治疗。

（三）放疗后护理常规

（1）放射野区域皮肤仍需保护至少 1 个月，因该区域皮肤在多年以后仍可发生放射性溃疡，故应注意保护，并避免摩擦和强烈的理化刺激。

（2）观察局部及全身反应消退情况以及有无脊髓或其他重要脏器受照后的远期反应。

（3）教会患者放疗后功能锻炼、自我护理的方法。

（4）指导患者养成良好的生活习惯，注意科学合理地摄入营养，劳逸结合，生活规律，加强个人卫生，预防感冒。

（5）嘱患者按时复查。

二、食管癌放疗护理常规

【护理评估和观察要点】

（一）护理评估

1. 患者对本身疾病的认识。

2. 患者对放疗方式的了解及自我护理能力。

3. 患者的心理状态、角色适应及家属支持情况。

4. 患者的饮食习惯、营养状况及基础疾病。

5. 食管癌相关症状及主要阳性检查报告。

6. 高危风险因素评估。

（二）观察要点

1. 食管癌相关症状：如进食哽噎、进行性吞咽困难、声音嘶哑、胸骨后疼痛等。

2. 放疗中的不良反应及并发症：放射性食管炎、放射性气管炎、放射性皮肤炎、消化道出血、食管穿孔等。

3. 主要阳性检查结果：血常规、食管钡餐透视、食管镜、胃镜、活组织检查（简称活检）报告等。

4. 患者的依从性及配合治疗的程度。

【放疗期间护理】

（一）全身放疗反应及护理

多数患者全身反应较轻，一般表现为乏力、食欲缺乏、恶心、呕吐、白细胞减少等。

1. 指导患者注意休息、适当运动，给予营养支持及对症护理，以减轻其不适症状等。

2. 每周查血常规，及时给予升白细胞治疗和（或）升血小板治疗。白细胞低下时要限制外出及减少探视、陪护人数，预防受凉及感冒。血小板低下时避免情绪激动及碰撞，以免引起出血，应仔细观察患者皮肤及眼底有无出血点，如有异常，及时报告医生。

3. 放疗饮食护理及口腔清洁卫生护理。

（二）放射性皮肤反应及护理

放疗 2~3 周后，放射野皮肤可能会出现程度不同的放射性皮肤反应，轻者皮肤干燥、发红，伴轻度痒感，重者皮肤会出现水疱，甚至溃疡等。

1. 穿棉质、宽松的衣服，避免摩擦，减少不良刺激。

2. 保持局部干燥清洁，忌过冷、过热刺激，忌用肥皂、化妆品，忌抓挠、撕脱皮屑，避免外伤。

3. 勿随意涂抹护肤软膏或药物，可在医生指导下涂抹比亚芬（三乙醇胺乳膏）、放射线防护喷剂，禁用碘酊、酒精等。

（三）放射性食管炎及护理

部分患者在放疗 1~2 周时，出现不同程度的放射性食管炎。多表现为原有吞咽困难症状加重或进食疼痛明显，影响食物摄入。

1. 由于进食疼痛，吞咽困难症状明显或较治疗前加重，患者思想负担加重，应向患者做好解释，强调此现象是治疗过程中的正常反应，随着治疗的继续进行会逐渐减轻，给予患者心理支持护理，消除其顾虑，增强其治疗信心。

2. 指导患者正确进食，应选用营养丰富、易消化、无刺激性的软食或流食，坐位或半坐位进食，细嚼慢咽，少量多餐。每次进食后，饮用少量温开水以冲洗食管，减少病变部位的食物残留刺激，早晚刷牙，餐后漱口，必要时选用治疗性药物含漱。

3. 患者有胸骨后烧灼感及进食后轻度疼痛，可给予康复新液 10mL，每日 3 次口服，缓慢下咽并平躺，以延长药物在食管内的停留时间，增强药效。进食后胸骨后疼痛显著者，给予癌痛护理及癌痛治疗，必要时遵医嘱使用激素或抗生素治疗。

（四）放射性气管炎及护理

放疗 2~3 周，部分患者可有刺激性干咳或痰不易咳出。

1. 保持病室温湿度适宜，空气清新，避免各种可能诱发咳嗽的不良刺激。

2. 对患者进行心理疏导，使其保持良好的情绪状态，避免紧张、焦虑等不良情绪刺激。

3. 观察患者咳嗽、咳痰情况，及时给予对症护理，遵医嘱给予糜蛋白酶和少量激素雾化吸入治疗。

（五）食管穿孔及护理

肿瘤消退速度与正常组织修复速度不均衡可导致食管穿孔。一方面肿瘤消退过快，另一方面放疗后的纤维化和（或）局部供血差，多数情况下合并感染，局部有大量的急、慢性炎性细胞渗出，影响正常组织修复能力。放疗中后期需注意观察患者是否有发热、进食进水呛咳现象及胸骨后疼痛等不适，及时发现穿孔征象。

1. 注意观察穿孔征象，及时发现，及时报告主管医生。

2. 配合医生及时进行影像检查，及时确诊。

3. 观察患者的生命体征，尤其关注体温变化，每周监测血常规，及时发现与穿孔相关的感染征象。

4. 禁食禁水，遵医嘱给予肠外营养。

5. 遵医嘱给予鼻饲饮食及护理，需行食管支架置入时，做好支架置入前后观察及护理。

6. 做好心理疏导及护理，增加患者的治疗信心。

（六）食管梗阻及护理

食管癌放疗后，食管的蠕动性及弹性可能会变差，进食不当可能会发生食物残渣阻塞在狭窄部位，同时出现局部的水肿，出现梗阻。这种情况有以下特点：①多数发生很突然；②梗阻前能进半流质饮食，或进流质饮食顺利；③梗阻后滴水不入；④梗阻明显与进食有关。

1. 重点做好预防教育，嘱患者在治疗中后期进食困难逐步缓解时，不可因进食心切而大口大块进食较硬、较黏的食物，指导家属参与患者进食管理，提示患者正确进食，细嚼慢咽，防止食物堵塞。

2. 一旦发生梗阻，立即禁止饮食，遵医嘱给予补液、消炎及消除水肿治疗。若经上述处理无改善，可在食管镜下取出食物残渣，或机械地帮助食物下移通过狭窄部位。

【健康教育】

1. 指导患者及其家属调整心态，消除不良心理因素，正确认识疾病，积极配合治疗，树立与疾病做斗争的信心。

2. 患者自我护理：正确进食，少量多餐，保证营养摄入；放疗中禁戴金属耳环、项链等饰品；穿宽松、大领口的棉质衣服；外出避免日光直接照射放射野皮肤；男性患者刮脸时避免损伤放射野皮肤。

3. 积极配合医生定位、画线。进入放疗室放疗时，配合技术人员正确摆放体位。

4. 放疗前后卧床休息30分钟，避免剧烈运动。

【出院指导】

1. 皮肤护理：放疗结束后，放射野的皮肤及黏膜仍需按照放疗期间的护理方法进行保护，持续1~3个月。

2. 饮食护理：加强营养，饮食、起居规律，食物品种多样，进食清淡、易消化的流质或半流质饮食，强调正确进食的必要性及重要性。对食管支架置入患者及食管瘘携带营养管的鼻饲饮食患者做好相关专科护理及健康教育。

3. 定期复查，不适随诊。

第三节　肺癌放疗护理常规

【护理评估和观察要点】

（一）护理评估

1. 入院常规评估：评估患者的精神状态、生命体征、自理能力、营养、高危风险因素及肢体运动情况。

2. 评估患者的心理状况、经济来源、社会关系等。了解患者对疾病的发展、预后的认知，以及对放疗的认知和接受程度及应对能力。

3. 专科护理评估：评估患者是否有咳嗽、咳痰、咯血、发热、胸部胀痛、气短、上腔静脉综合征、声音嘶哑等并采取相应措施。

（二）观察要点

1. 观察肺癌相关症状：如咳嗽、咳痰、胸痛或不适、喘鸣、气短、发热、Hornor综合征（颈交感神经麻痹综合征）、吞咽困难、上腔静脉综合征、Pancoast综合征（肺尖肿瘤综合征）等症状。

2. 观察放疗中的不良反应及并发症：放射性气管炎、放射性皮肤炎、放射性食管炎等。

3. 主要阳性检查结果：血常规、CT、纤维支气管镜、活检报告等。

4. 患者的依从性及配合治疗的程度。

【放疗期间护理】

1. 疼痛：避免加重疼痛的因素，指导患者咳嗽、深呼吸及变换体位时，用手或枕头护住胸部，医护人员根据患者的疼痛程度给予疼痛综合评定，遵循“三阶梯”止痛原则进行止痛药物的滴定，按时给药并观察和预防不良反应。

2. 咳嗽、咳痰：取舒适卧位，如半坐卧位或端坐卧位，或取患侧卧位，有助于肺部膨胀和最大程度的舒适感。对刺激性干咳患者，可遵医嘱给予镇咳剂。痰液黏稠不易咳出者，可给予糜蛋白酶或氨溴索雾化吸入，一日 1 次或数次。

3. 发热：多饮水，每日约 2 000 mL。一般行物理降温，体温过高时遵医嘱药物降温。

4. 大咯血：取平卧位，头偏向一侧。床头备电动吸引器，必要时吸出血液和分泌物。避免翻动患者，遵医嘱应用镇咳、止血药等。禁食水，床旁备气管切开包，如发生窒息，可行气管切开术。密切观察患者的生命体征变化。

5. 患者有上腔静脉压迫，避免上肢输液。呼吸困难时取半坐卧位，吸氧。

6. 放射野皮肤保护：穿棉质、宽松、柔软的衣服，避免摩擦，减少不良刺激。保持局部干燥清洁，忌过冷、过热刺激，忌用肥皂、化妆品，忌抓挠、撕脱皮屑，避免外伤。勿随意涂抹护肤软膏或药物，可在医生指导下涂抹比亚芬、放射线防护喷剂，禁用碘酊、酒精等。及时观察皮肤变化。

7. 严密观察有无放射性肺炎、放射性食管炎，以及脑、骨转移症状。

8. 脑预防性照射的护理：脑是小细胞肺癌常见的转移部位，脑转移的发生率高达 50%。据文献报道，治疗后生存 5 年以上病例中中枢神经系统转移率高达 80%。放疗过程中及时观察有无头晕、头痛、恶心、呕吐等颅内压升高症状，并及时给予处理。

【健康教育】

1. 严格戒烟，避免被动吸烟、接触煤烟或油烟。

2. 保持良好的心态，提倡健康的生活方式，保持室内空气清新，避免致癌环境及食物。

【出院指导】

1. 放射野区域皮肤仍需保护至少 1 个月，因该区域皮肤在多年以后仍可发生放射性溃疡，故应注意保护，并避免摩擦和强烈的理化刺激。

2. 合理休息，适当进行体育活动，增强呼吸功能，进行耐寒锻炼，增强机体抵抗力，预防呼吸道感染。

3. 定期复查，不适随诊。

第四节　头颈部肿瘤（鼻咽癌、喉癌、舌癌、上颌窦癌、牙龈癌）放疗护理常规

【患者评估和观察要点】

（一）评估内容

1. 患者对自身疾病的认识。

2. 患者对放疗方式的了解及自我护理能力。

3. 患者的情绪状态及心理问题，患者的角色转换情况。

4. 饮食、营养、身体状况及基础疾病。

5. 风险因素（自理能力、跌倒/坠床风险、深静脉血栓风险等）。

6. 鼻咽癌阳性检查结果、不适症状等。

（二）病情观察要点

1. 鼻咽癌相关症状：头痛、回吸性血涕、单侧性耳鸣或听力减退、耳内闭塞感、颈部淋巴结包块等。

2. 放疗中不良反应及并发症：鼻腔干燥、放射性皮炎、急性口腔黏膜炎、鼻咽腔出血等。

3. 主要阳性检查结果：血常规、鼻咽镜检查及活检报告等。

【护理措施】

（一）放疗前护理措施

1. 心理护理：向患者及其家属提供放疗的相关信息，指导患者学习自我护理的方法，消除紧张恐惧心理。

2. 口腔准备：嘱患者使用含氟牙膏，放疗前拔除龋齿残根，治疗牙龈炎及牙周炎，一般性的口腔处理完成后，间隔2～3天即可开始放疗。由于创伤是造成下颌骨坏死的重要原因之一，而肿瘤患者的抵抗力较低，所以在拔除牙齿后，应根据具体情况使用抗生素治疗。拔牙后最好休息1～3周，甚至更长时间，以便创面有足够的时间完全修复，降低颌骨放射性骨髓炎、骨坏死的发生率。

3. 疼痛的处理：疼痛，特别是头痛是晚期鼻咽癌较为常见的症状之一。在放疗之前，应予以镇痛药物治疗。

4. 饮食护理：给予高蛋白、高热量、高维生素饮食，避免吃过冷、过硬、过酸、过甜的食物，戒烟、酒，纠正贫血、脱水等。

（二）放射性口腔黏膜炎的护理措施

放射性口腔黏膜炎一般在放疗（10～20 Gy）后1～2周出现，常伴有味觉改变、口干和唾液黏稠。放疗两周后，味觉改变和受照射区域黏膜充血明显加重，伴有疼痛。其后出现点片状的假膜，疼痛进一步加重，患者进食受限。随着治疗的进程、剂量的增加出现由轻到重的黏膜炎性反应症状。

处理措施：

（1）放射性口腔黏膜炎的处理主要是对症处理。

（2）在保持口腔卫生的同时，根据口腔的pH值，可采用漱口水（西吡氯铵、碳酸氢钠等）、消炎的喷剂喷洒口腔，或用含麻醉剂的含漱液（氯化钠注射液20 mL+利多卡因25 mL+庆大霉素5支漱口）、用促进黏膜愈合的制剂局部喷洒等，严重者可用抗生素治疗。

（3）进食困难者可进行鼻饲或静脉补充营养。

（三）放射性皮肤损伤的护理措施

放射野局部皮肤损伤的严重程度与射线的种类和剂量、放射野面积大小有关，但放疗期间局部皮肤的护理也很重要。具体护理措施如下：

1. Ⅰ度急性放射性皮肤损伤：主要在生发层，受电离子辐射后毛囊萎缩，毛乳头水肿，表现为放射野皮肤轻度灼热、瘙痒或出现毛囊角化性丘疹，毛发松动脱落，皮肤干燥、脱屑、轻度色素沉着。

护理要点：一般不做治疗即可自然消退，也可在放疗后半小时涂抹三乙醇胺乳膏并轻轻按摩以促进药物吸收。应注意暴露放疗部位皮肤，保持清洁、干燥。

2. Ⅱ度急性放射性皮肤损伤：放疗两周，皮肤剂量在 20 Gy（10 次）以上时，会出现红斑反应和水肿，局部瘙痒加重，并伴有烧灼感及疼痛，皮肤恢复后，病灶区皮肤干燥脱屑，色素沉着持续较久。

护理要点：保持合适的体位，保持照射部位通风、清洁、干燥。局部出现红、肿、热、痛时，于放疗后用清洁柔软的棉布包裹冰袋局部冷敷，注意不要冻伤皮肤。如果此时伴发奇痒，可以于放疗后半小时用液体敷料（赛肤润）涂抹照射区域，一日 3 次（照射前 4 个小时禁用），一般 3~5 日皮肤就会转为干性脱皮。如果发展为湿性脱皮时，要用复方磺胺甲噁唑片碾成粉状，撒在创面上，一天 2~3 次，一般 3~5 日创面愈合；也可以使用超薄型美皮康敷料敷在创面上，放疗时取下即可，2~3 日更换一次，一般 3~5 日创面愈合。

3. Ⅲ度急性放射性皮肤损伤：放疗 4 周，皮肤剂量达 40 Gy 以上，或放射野皮肤湿性脱皮没有控制，进一步加重为大片脱皮时，这种损伤愈合后会遗留瘢痕及色素沉着，新生皮肤弹性差，组织脆弱、易受损伤而在此破溃，此时应密切观察其变化，必要时停止放疗。

护理要点：同Ⅱ度急性放射性皮肤反应。必要时使用抗生素及黏膜修复药物静脉输液，或停止放疗。

（四）急性放射性腮腺炎的护理措施

一般出现在放疗第 1~3 日，主要表现为一侧（个别为双侧）腮腺区肿胀、疼痛，严重者局部皮肤红、皮温增高，并伴有发热。主要原因是放疗使腮腺导管上皮细胞水肿致唾液潴留，无特效治疗手段，仅可对症处理。关键在于预防，如果在放疗前告知患者在前几次放疗期间尽量不要吃任何可能导致唾液分泌增加的食品，即可避免。

（五）鼻出血的护理措施

1. 安慰患者，使其保持镇静。

2. 告诉患者不要将血咽下，立即通知医生。

3. 患者平卧，头偏向一侧，保持呼吸道通畅，给予氧气吸入，鼻部置冰袋冷敷。

4. 遵医嘱局部用麻黄素或肾上腺素纱条填塞，肌内注射或静脉输入止血药，或输血。

5. 观察出血量的变化，做好抢救准备。

【健康教育】

1. 患者一般性的口腔处理完成，间隔 2~3 日即可开始放疗。拔牙后最好休息 1~3 周甚至更长时间，以便创面有足够的时间完全修复，降低颌骨放射性骨髓炎、骨坏死的发生率。

2. 口服镇痛药是肿瘤镇痛治疗的首选方法。此方法安全、有效、经济。

3. 鼻咽癌患者在放疗期间要多饮水、勤漱口，加强口腔卫生，以预防黏膜炎的发生和减轻其症状。

4. 做好放射野皮肤护理指导。

5. 在前几次放疗期间，不要吃任何导致唾液分泌增加的食品（如辣椒、带酸味的水果、西红柿、醋等）或饮料（橙汁、山楂汁等）。

6. 发生鼻出血时要保持镇静，平卧，头偏向一侧，不要将血咽下，立即通知医生。

7. 坚持张口锻炼：

（1）大幅度张口锻炼：口腔迅速张开，然后闭合。幅度以可以忍受为限，每次 2~3 分钟，每日 3~4 次。

（2）搓齿及咬合锻炼：上下齿左右运动及轻轻咬合，每日 2~3 次，每次 100 下左右。可活动颞颌关节，坚固牙齿，锻炼咀嚼肌。

（3）颈部功能锻炼：坚持每日进行点头、摇头锻炼。每日 2~4 次，每次10~20 分钟，幅度不宜过大，持之以恒。

【出院指导】

1. 定期复查。

2. 放疗后保持良好的口腔卫生，推荐使用含氟牙膏。急性反应消退前避免进食刺激性食物，避免拔牙，并且拔牙前一定要告知牙科医生既往接受放疗的病史。

3. 预防感冒，防止发生急性蜂窝织炎。如果局部软组织发生反复感染，则会加重软组织纤维化，导致张口困难及颈部活动受限等。

4. 不忌口、不挑食，均衡营养饮食。口腔干燥、味觉减退可慢慢恢复。

5. 按照放疗期间护理措施保护放射野皮肤一年以上，发生放疗区皮肤破溃应尽早就诊。

6. 坚持张口锻炼、鼻腔冲洗等。

第五节　转移性骨肿瘤放疗护理常规

【护理评估和观察要点】

（一）评估内容

1. 患者对自身疾病的认识。

2. 患者对放疗方式的了解及自我护理能力。

3. 患者的情绪状态及心理问题，患者的角色转换情况。

4. 饮食、营养、身体状况及基础疾病。

5. 风险因素（自理能力、跌倒/坠床风险、深静脉血栓风险等）。

6. 原发肿瘤阳性检查结果、不适症状等。

（二）病情观察要点

1. 疼痛：疼痛是最常见的症状，特点是常有变化，制动多无效。

2. 压迫症状：根据转移部位的不同出现不同的压迫症状。脊柱转移肿瘤常很快出现脊髓、马尾或神经根的压迫症状，如根性神经痛、感觉减退、肌力减弱甚至麻痹；在骨盆者可引起直肠、膀胱的压迫症状，出现大小便功能障碍；位于肢体者亦可引起血管和神经干的压迫症状。

3. 病理性骨折：常为首要症状。在下肢发生率最高。一旦发生病理性骨折，则疼痛加重，肿胀明显。

4. 主要阳性检查结果：X 线平片、放射性核素扫描、CT 和 MRI 扫描等。

【护理措施】

（一）放疗前护理

1. 做好入院评估：疼痛、Barthel 指数、跌倒/坠床风险及压疮风险评分；对于高危人群建立警示标识，给予防跌倒注意事项告知，并定期评价。

2. 对已知骨转移尚未发生病理性骨折的患者，进行骨折风险评估，对高风险患者可行预防性内固定，防止病理性骨折的发生。

（二）放疗中护理

1. 骨肿瘤疼痛的特点是初期疼痛不剧烈，随病情进展疼痛逐渐加重，且夜间加重；疼痛通过药物较难缓解。治疗时应根据世界卫生组织（WHO）阶梯给药原则，首选口服给药。当因呕吐、肠梗阻、吞咽困难或疼痛控制不好而不能口服给药时，应更改给药方式，并预防和治疗可能出现的副作用。

2. 饮食指导：进食高蛋白、高维生素、补血食物及壮骨食物。

（三）放射野皮肤护理

1. 根据放射治疗的部位、面积、放射源种类、照射剂量，遵医嘱于放疗前后涂抹皮肤保护剂。

2. 穿全棉、柔软、宽松的衣服；禁用刺激性大的肥皂水清洗及涂抹化妆品；保持放射野皮肤清洁、干燥；放射野区皮肤禁忌冷、热敷，不可贴胶布；避免日光直射。

（四）检查血常规

每周定期检查血常规一次，白细胞低于 $2.0\times10^9/L$、血小板低于 $80\times10^9/L$ 时暂停放疗。

（五）放射野标记

保持放射野标记清晰，如标记颜色变浅，应由主管医生给予描画。

（六）监测体温

放疗期间每日监测体温变化，如体温≥38 ℃，应暂停放疗，对症处理。

【健康教育】

1. 对转移性骨肿瘤患者应预防病理性骨折的发生，告知其注意事项：

（1）脊椎转移的患者应平卧于硬板床，注意翻身时使用轴线翻身法。

（2）如有颈椎和腰椎转移，建议使用腰封和颈托予以保护。

（3）骨转移的患者活动勿剧烈，幅度要小，避免弯腰扭转。

2. 卧床时间过长会导致肠蠕动减慢、便秘，患者应多进食蔬菜、水果，多饮水，适当按摩腹部，促进肠蠕动。

3. 卧床的患者避免坠积性肺炎的发生。

4. 长期卧床的患者应定时翻身，以避免压疮的发生。

5. 可进食一些排骨、瘦肉及骨头汤等壮骨食物。

【出院指导】

1. 对于生活不能自理的患者，指导家属做好护理，掌握预防病理性骨折、压疮、便秘的方法。

2. 指导患者正确服用止痛药。

3. 定期复查。

第六节　恶性淋巴瘤放疗护理常规

【护理评估和观察要点】

（一）护理评估

1. 入院常规评估：评估患者的精神状态、生命体征、自理能力、营养、高危风险因素及肢体运动情况。

2. 评估患者的心理状况、经济来源、社会关系等。了解患者对疾病的发展、预后的认知，以及对放疗的认知和接受程度及应对能力。

（二）观察要点

1. 观察全身症状：如贫血、乏力、体重减轻、盗汗、发热、皮肤瘙痒、肝脾大等。

2. 观察淋巴结肿大所累及范围的大小及有无上腔静脉压迫综合征。

3. 放疗期间观察要点：

(1) 观察放射野皮肤反应和口腔黏膜反应。

(2) 观察血象、体温的变化。

(3) 观察有无胸闷、气急、胸痛等放射性肺炎症状，以及心率快、心力衰竭等症状。

(4) 观察有无骨骼浸润，警惕病理性骨折及脊髓压迫症状。

【护理措施】

(一) 放疗前护理

1. 辅助检查：完善各项常规检查。

2. 了解放疗的部位、面积、放射源种类及放疗方式、照射剂量。

3. 心理护理：向患者及其家属介绍放疗知识、放疗的副作用及需要配合的事项，有针对性地做好心理干预。

4. 饮食护理：给予高蛋白、高热量、富含维生素、易消化的饮食，纠正贫血，脱水及水、电解质紊乱。

5. 做好皮肤护理指导，勿将放射野画线擦掉，宣讲注意事项。

(二) 放疗期间护理

1. 放射野皮肤护理：按放射野皮肤护理常规护理。

2. 预防骨髓抑制引起的感染。如骨髓抑制引起白细胞和血小板下降，可给予补血辅助药或小剂量输血，严重者暂停放疗。

3. 放射性肺炎的护理：放射性肺炎的症状包括干咳、低热、呼吸困难，指导患者避免受凉。对于胸闷、气急者，做好心理护理，避免患者紧张恐惧，去除或减少不良刺激，遵医嘱给予抗生素、激素治疗及氧气吸入，并根据患者病情指导其采取舒适体位，教导患者注意保暖。如患者出现呼吸困难，随时做好气管切开的准备，防止窒息。

4. 高热：选择合适的降温措施，如一般物理降温，遵医嘱采用药物降温。高热惊厥者予氧气吸入。患者畏寒、寒战时，注意采取保暖措施。

5. 患者疼痛时，为其创造安静、舒适的环境，正确评估疼痛，遵医嘱给予止痛药物，并观察不良反应。

6. 督促患者做好口腔卫生，用软毛牙刷刷牙，必要时做特殊口腔护理。

鼓励患者进食，对严重吞咽困难者，给予流质食物。

7. 肝脏、泌尿生殖系统、脊髓损害等较少发生，轻者对症处理，严重者暂停放疗。如出现肢体麻木、触电感，或肢体感觉消失、运动及大小便障碍等放射性脊髓炎症状，立即停止放疗。

8. 防止病理性骨折，嘱脊柱、肋骨、股骨受累的患者减少户外活动，必要时睡硬板床，避免负重。

9. 对于头颈部放疗患者，注意观察肿物压迫或喉头水肿引起的呼吸困难或窒息，及时报告医生，随时做好抢救准备。

10. 斗篷野照射后约30%的患者出现甲状腺功能低下，早期表现为TSH（促甲状腺激素）增高，但血清甲状腺激素正常，如不做激素替代治疗，大部分患者将发展成为临床和生化性甲状腺功能低下，因此，应及时观察患者症状，定期监测甲状腺功能并督促患者及时合理服用药物。

【健康教育】

1. 放疗前做好解释工作，消除患者对放疗的恐惧，使患者对治疗充满信心，安心配合治疗及护理。切勿带金属物品如手表、手镯、项链、钢笔等出入放疗室。

2. 做好饮食指导：加强营养，宜进食高蛋白、高热量、富含维生素、易消化的软物，如牛奶、鸡蛋、瘦肉、各种水果及新鲜蔬菜。禁烟、酒，禁食辛辣刺激性食物。每日饮水2 000~3 000 mL。

3. 行膈下照射的患者，注意观察排便情况，保持会阴清洁。

4. 早期患者可适当活动，晚期患者或发热者应卧床休息。

5. 鼻咽部肿瘤放疗的护理参考本章第四节头颈部肿瘤放疗护理常规。

【出院指导】

1. 放射野区域皮肤仍需保护至少1个月，因该区域皮肤在多年以后仍可发生放射性溃疡，故应注意保护，并避免摩擦和强烈的理化刺激。

2. 坚持功能锻炼。

3. 指导患者养成良好的生活习惯，注意科学合理地摄入营养，劳逸结合，生活规律，加强个人卫生，预防感冒。

4. 嘱患者按时复查。

第七节 乳腺癌放疗护理常规

【护理评估和观察要点】

（一）护理评估

1. 评估患者全身发育及营养状况，动态观察患者的生命体征和肢体运动等情况。

2. 评估放射野及术后伤口愈合、患肢活动情况。

3. 评估患者的心理状况、经济来源、社会关系等。了解患者对疾病的发展、预后的认知，以及对放疗的认知和接受程度及应对能力，有无恐惧、焦虑等。

（二）观察要点

1. 观察全身症状，如贫血、乏力、体重减轻、盗汗、发热、皮肤瘙痒等。

2. 观察有无干咳、发热、胸痛、气急等放射性肺炎的症状。

3. 观察有无声音嘶哑、咽喉肿痛等症状。

【护理措施】

（一）放疗前护理

1. 心理护理：治疗前向患者及其家属介绍有关放疗的知识，以及放疗的副反应等。

2. 饮食护理：给予高蛋白、高热量、高维生素饮食，戒烟、酒，纠正贫血、脱水，每日饮水量>2 000 mL。

3. 体位指导：放疗时勿移动身体，做好患侧肢体护理，必要时采取手法按摩肢体。

4. 保持放射野标记清晰，如标记模糊，及时找主管医生描画。不要在放射野皮肤粘胶布、创可贴及使用绷带等，不抓挠局部。

（二）放疗期间护理

1. 患侧肢体肿胀、功能障碍：协助患者制订功能锻炼计划并督促其按计划进行，增加肌张力，促进静脉淋巴回流，减轻水肿的发生；避免在患肢上测量血压、抽血、注射，避免患侧手臂提重物，防止造成损伤；抬高患侧上肢，缓解水肿。

2. 干性、湿性皮肤损伤护理。

3. 观察有无心脏并发症、放射性臂丛神经炎、放射性肺炎等发生，如有异常，及时报告医生处理。

【健康教育】

1. 指导患者穿开衫及宽松、柔软的棉质内衣，避免理化因素刺激。放射野不宜进行热敷、按摩、理疗、针灸，避免涂抹刺激性软膏等。

2. 保持放射野皮肤及患侧腋窝通风透气、清洁、干燥，出汗时用柔软的棉质毛巾沾干净，勿用肥皂擦洗，及时更换衣服。

3. 指导患者进行患侧上肢功能锻炼，以加快其功能恢复，如做康复操、肩关节旋转、梳头、手指爬墙等运动，循序渐进，避免劳累和用患侧手臂提举重物，预防损伤及感染。必要时带保护手套，淋巴水肿时可带弹力手套，每晚取下，进行向心按摩，并用枕垫高。

【出院指导】

1. 放射野区域皮肤仍需保护至少 1 个月，因该区域皮肤在多年以后仍可发生放射性溃疡，故应注意保护，并避免摩擦和强烈的理化刺激。

2. 指导患者养成良好的生活习惯，注意科学合理地摄入营养，劳逸结合，生活规律，加强个人卫生，预防感冒。

3. 坚持患肢功能锻炼。

4. 5 年内避免妊娠。

5. 嘱患者按时复查。

第八节　颅内肿瘤放疗护理常规

【护理评估和观察要点】

（一）护理评估

1. 入院常规评估：评估患者的精神状态、生命体征、自理能力、营养、高危风险因素及肢体运动情况。

2. 评估患者的心理状况、经济来源、社会关系等。了解患者对疾病的发展、预后的认知，以及对放疗的认知和接受程度及应对能力。

3. 专科护理评估：评估患者的意识状态、有无癫痫史、肢体肌力、性格改变、压疮风险、跌倒/坠床风险等。

（二）观察要点

1. 神志及生命体征的变化。

2. 有无颅内压增高的症状：头晕、头痛、喷射性呕吐及视神经乳头水肿。

3. 有无视力改变。

4. 肢体活动情况。

5. 疼痛：患者疼痛是否减轻，服用止痛药后有无不良反应。

【护理措施】

（一）放疗前护理

1. 患者佩戴腕带，穿病员服，明确患者去向，留一人陪护，防止患者走失。

2. 完善各项常规检查及辅助检查。

3. 饮食护理：给予高蛋白、高热量、高维生素饮食，戒烟、酒，纠正贫血、脱水，鼓励患者多吃新鲜水果、蔬菜，保持大便通畅。

4. 观察患者有无头晕、头痛、呕吐、视力障碍、躁动等，做好跌倒/坠床的预防措施。

5. 定位前准备：①摘除金属物品。②评估全身状况（如有需要，可以在定位前剃去头发)。

6. 定位后护理：①过量饮水，以利于造影剂尽早排出体外。②保持标记线的清晰。

7. 给予心理护理。

(二) 放疗期间的护理

1. 皮肤护理：穿柔软、宽松、吸湿性强的纯棉内衣。放射野皮肤禁用碱性肥皂搓洗。头部放疗患者禁止洗头、理发。不可涂酒精、碘酊、药膏以及对皮肤有刺激的药物。保持皮肤清洁、干燥，外出时避免日光暴晒及受风。皮肤如有痒感，禁止搔抓皮肤。

2. 颅内压增高：抬高床头 15°~30°，以利于颅内静脉回流，降低颅内压。密切观察患者的神志、瞳孔、生命体征变化，以及头晕、头痛等情况，预防脑疝，必要时遵医嘱给予 20% 甘露醇、呋塞米等脱水剂。酌情给予止痛药，禁用吗啡和哌替啶止痛镇静，因为此类药物有抑制呼吸的作用。

3. 肢体功能障碍：进行肢体主动及被动运动，每日 2~3 次，预防肌肉失用性萎缩，并做好预防压疮的护理。

4. 视力障碍或复视：创造安全的病房环境，定时巡视，在生活上给予患者帮助，留一人陪护，做好预防跌倒/坠床的护理。

5. 指导患者饮食：进食清淡、无刺激性软食，多进食新鲜蔬果，保持大便通畅，以免用力排便引起颅内压增高。禁烟、酒。

6. 排便护理：观察患者是否有大小便功能失常，协助患者进行大小便功能训练，做好患者的生活护理。

7. 心理护理。

【健康教育】

1. 引导患者正视疾病，向其讲解保持良好的情绪对疾病治疗的意义和作用，从而使其积极配合放疗。

2. 避免导致颅内压增高的因素如便秘、剧烈咳嗽、情绪激动等。

3. 慎用大剂量镇静药。

4. 视觉功能障碍、共济失调及行走不稳患者注意安全，预防跌倒/坠床，保持情绪稳定，留一人陪护。

【出院指导】

1. 注意休息，避免重体力劳动。行动不便者有人陪伴，不能单独行动；有功能障碍者预防跌倒；有癫痫者按时服药。

2. 指导患者养成良好的生活习惯，注意科学合理地摄入营养，劳逸结合，生活规律，加强个人卫生，预防感冒。

3. 继续保护放射野皮肤至少1个月。

4. 定期复查。

第九节　腹部肿瘤放疗护理常规

【护理评估和观察要点】

（一）评估

1. 患者对自身疾病的认识。

2. 患者对放疗方式的了解及自理能力。

3. 患者的心理状态、角色适应及家属支持情况。

4. 饮食习惯、营养状况及基础疾病。

5. 腹部肿瘤相关症状及主要临床表现。

6. 高危风险因素评估。

（二）观察要点

1. 放疗中的不良反应及并发症：食欲不振、恶心、呕吐、腹痛、腹胀、腹泻、梗阻、出血、膀胱刺激征、尿血。

2. 观察血象、大便隐血试验、体温的变化。

3. 饮食及排便情况。

4. 放射野皮肤的反应。

【护理措施】

（一）放疗前护理

1. 辅助检查：完善各项常规检查。

2. 摘除金属物品。了解放疗的部位、面积。

3. 戒烟、酒。给予高蛋白、富含维生素、易消化饮食。胃癌患者可进50~100 mL牛奶来保护胃黏膜。

4. 做好皮肤护理的指导。保持放射野画线清晰。多饮水，以利于造影剂尽早排出体外。

5. 严密观察排便的变化。

（二）放疗期间的护理

1. 指导患者穿棉质、柔软的内衣，放射野禁用肥皂搓洗或热水浸浴，更不能用碘酊或酒精等刺激性消毒液擦拭。同时避免风吹、日晒、雨淋。还应保持放射野标记的清晰，切不可私自涂改。放疗2~3周后，放射野皮肤可能会出现程度不同的放射性皮肤反应，轻者皮肤干燥、发红，重者皮肤会出现水疱甚至溃疡等。皮肤反应严重者，按放射野皮肤护理常规护理。

2. 恶心、呕吐、食欲减退、腹痛、腹泻是最常见的放疗反应。可进清淡可口、易消化饮食，避免吃易产气的食物如糖、豆类及碳酸饮料，少食多餐，多饮水，进食后用温开水漱口，保持口腔清洁。

3. 定期复查血常规，出现白细胞减少者，及时给予升白细胞治疗，并减少外出，以预防感冒及交叉感染。保持室内空气新鲜，避免接触传染源。作息时间要有规律，保证充足的睡眠，避免疲劳和情绪波动。

胰腺癌患者进行模拟定位前，应嘱其喝一定量的水，以充盈胃部。以后在每次治疗前，都喝相同量的水，使胃的充盈度相似，减少放疗误差。

【健康教育】

1. 放疗前患者及其家属要调整心态，消除不良因素，树立与疾病做斗争的信心。

2. 加强营养，合理饮食，选择高蛋白、高热量、高维生素食物。

3. 作息时间要有规律，保证充足的睡眠。

【出院指导】

1. 加强营养，进软食，忌干、硬、辛辣刺激食物。注意休息，避免疲劳。

2. 定期复查。

3. 其他：

（1）肠造口的护理：注意保持造口周围皮肤清洁、干燥，每天用温水清洗，保持清洁卫生。观察造口肠黏膜的血液循环，观察造口有无回缩、出血及坏死。保护造口周围皮肤，减少肠液的刺激及湿疹的出现，常用氧化锌软膏或防漏膏保护皮肤。

（2）放射性膀胱炎的预防措施及处理：放疗前指导患者排空小便，因照射时间长，饮水可使膀胱受照射量增加而引起损伤；对于轻度放射性膀胱反应者，嘱其每天饮水 1 000~2 000 mL，及时应用抗感染药物、止血药物治疗；嘱患者不要憋尿，每次排尿后注意外阴及尿道口清洁，防止逆行感染。

急性放射性膀胱炎主要采用保守疗法，如抗生素消炎、止血及对症治疗，以缓解膀胱刺激症状。

第十节　纵隔肿瘤放疗护理常规

【护理评估和观察要点】

（一）护理评估

1. 入院常规评估：评估患者的精神状态、生命体征、自理能力、营养、高危风险因素及肢体运动情况。

2. 评估患者的心理状况、经济来源、社会关系等，了解患者对疾病的发展、预后的认知，以及对放疗的认知和接受程度及应对能力。

3. 评估患者呼吸困难的程度，有无胸闷、刺激性咳嗽、咳痰等。

4. 评估患者有无上腔静脉压迫综合征。

5. 评估患者手术切口愈合情况。

（二）观察要点

1. 观察血常规、肝肾功能、体温的变化。

2. 观察放射野皮肤反应。

3. 观察患者呼吸功能的改变及上腔静脉压迫症状的改善。

【护理措施】

（一）放疗前护理

1. 辅助检查：完善各项常规检查。

2. 了解放疗的部位、面积，放射源种类，放疗方式及照射剂量。

3. 心理护理：向患者及其家属介绍放疗知识、放疗的副作用及需要配合的事项，有针对性地做好心理干预。

4. 饮食护理：给予高蛋白、高热量、富含维生素、易消化的饮食，纠正贫血，脱水及水、电解质紊乱。

5. 做好皮肤护理指导，保持放射标记线清晰，多饮水，以利于造影剂尽早排出体外。

6. 如有伤口，照射前妥善处理。有全身或局部感染者，须先控制感染后再行放疗。

7. 严密观察有无呼吸和吞咽困难。

（二）放疗期间护理

1. 放射野皮肤护理：穿柔软、宽松、吸湿性强的纯棉内衣，放射野皮肤禁用碱性肥皂搓洗。不可涂酒精、碘酊、药膏以及对皮肤有刺激的药物。保持皮肤清洁、干燥，外出时皮肤避免日光暴晒及受风。皮肤如有痒感，禁止搔抓。

2. 预防骨髓抑制引起的感染。如骨髓抑制引起白细胞和血小板下降，可给予补血辅助药或小剂量输血，严重者暂停放疗。

3. 胸闷者，取半坐卧位，做好患者的心理护理，避免其紧张恐惧；去除或减少不良刺激，保持呼吸道通畅，密切观察呼吸频率、节律及深度的变化并记录，遵医嘱给予抗生素、激素治疗及氧气吸入。

4. 患者疼痛时，为其创造安静、舒适的环境，正确评估疼痛，遵医嘱给予止痛药物并观察不良反应。

5. 营养和饮食护理：在食物的调配上注意色、香、味；少量多餐，饭前适当控制疼痛，保持进食环境清洁舒适。

6. 定期检测血象、体温变化。每周检查血常规 1 次，如果发现白细胞及血小板有降低情况或出现骤降，应及时通知医生。体温超过 38.5 ℃应暂停放疗，及时通知医生处理。

7. 纵隔肿瘤伴上腔静脉综合征护理：严密观察病情变化，监测生命体征，避免在双上肢、颈静脉处输液。患者伴有呼吸困难时，应立即吸氧，选择下肢静脉为输液通道，以减轻心脏负荷，加强巡视，保持输液通畅，滴速宜每分钟 40~60 滴。患者取坐位或半坐位，防止坠床。注意观察患者尿量，遵医嘱应用利尿药，定期检测电解质。

8. 重症肌无力：评估患者是否有肌无力及异常疲劳，且晨轻暮重。指导患者充分休息，避免疲劳。床旁备吸痰装置、气管切开包。

【健康教育】

1. 放疗前做好解释工作，使患者保持稳定的情绪，消除消极的心理反应，树立战胜疾病的信心，安心配合治疗。消除患者对放疗的恐惧。嘱患者切勿带金属物品如手表、手镯、项链、钢笔等进入放疗室。

2. 加强营养，宜进食高蛋白、高热量、富含维生素、易消化的软物，如牛奶、鸡蛋、瘦肉、各种水果及新鲜蔬菜。禁烟、酒，禁食辛辣刺激性食物。

3. 早期患者可适当活动，发热者及晚期患者应卧床休息。

4. 注意保暖，避免上呼吸道感染，指导患者进行各种力所能及的功能锻炼。

5. 放疗期间鼓励患者多饮水，每日 2 000~3 000 mL，以增加尿量，使因放疗而大量破裂、死亡的肿瘤细胞释放出的毒素排出体外，减轻全身放疗反应。

6. 放射治疗期间要定期复查血常规，在白细胞低于正常期间，嘱患者注意休息，不去公共场所，尽量减少亲友探视，预防交叉感染。

【出院指导】

1. 放射野区域皮肤仍需保护至少 1 个月，因该区域皮肤在多年以后仍可发生放射性溃疡，故应注意保护，并避免摩擦和强烈的理化刺激。

2. 指导患者养成良好的饮食生活习惯，注意科学合理地摄入营养，劳逸结合，生活规律，加强个人卫生，预防感冒。

3. 嘱患者按时复查。

第二章　常见肿瘤放疗的护理

第一节　鼻咽癌放疗的护理

鼻咽癌是指发生于鼻咽腔顶部和侧壁的恶性肿瘤，是我国高发恶性肿瘤之一，发病率占头颈部恶性肿瘤首位，男女之比为（2.4~2.8）：1，发病率随着年龄增长而增高，20~40 岁开始上升，40~60 岁为发病高峰期。鼻咽癌的发病有明显种族、地区和家族聚集现象，好发于黄种人。世界上 80%的鼻咽癌发生于我国南方各省及其邻近区域。广东是世界上鼻咽癌发病率最高的地区。

【常见病因】

鼻咽癌的病因尚不确定，多年来临床观察及实验研究表明，以下因素与鼻咽癌的发生有密切关系：EB（Epstein-Barr）病毒感染、遗传因素、接触化学致癌物质或环境因素等。

1. 病毒感染：1964 年 Epstein 和 Barr 首次从非洲儿童淋巴瘤（Burkitt 淋巴瘤）的活组织中建立了一株可以传代的淋巴母细胞株。电子显微镜下可见疱疹型病毒颗粒。由于它具有与疱疹病毒家族其他成员不同的特性，故命名为 Epstein-Barr 病毒，即 EB 病毒（图 2-1）。

从鼻咽癌组织中可分离出带病毒的类淋巴母细胞株，少数在电子显微镜下可见病毒颗粒。免疫学和生物化学研究证实 EB 病毒与鼻咽癌关系密切。EB 病毒抗体滴度的动态变化和监测，可以作为临床诊断、估计预后和随访监控的指标。

除 EB 病毒外，其他病毒如冠状病毒等，也被认为参与了鼻咽癌的发生发展过程。

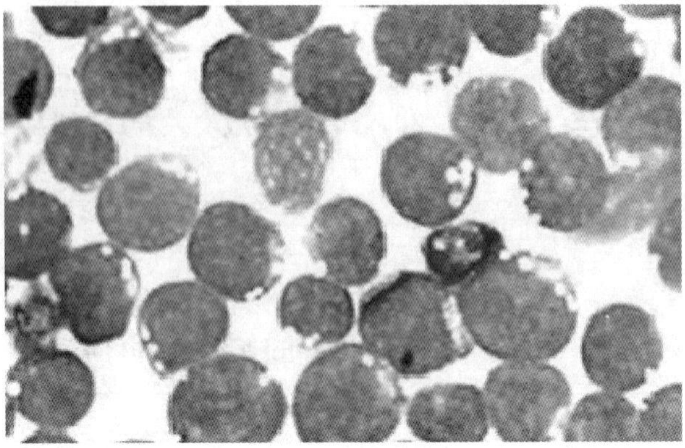

图 2-1　EB 病毒

2. 遗传因素：

(1) 家族聚集现象：许多鼻咽癌患者有家族患癌病史。鼻咽癌具有垂直和水平的家族发生倾向。

(2) 种族易感性：鼻咽癌主要见于黄种人，少见于白种人；发病率高的民族，移居他处（或侨居国外），其后裔仍有较高的发病率。

(3) 地域集中性：鼻咽癌主要发生于我国南方五省，即广东、广西、湖南、福建和江西，占当地头颈部恶性肿瘤的首位。东南亚也是鼻咽癌高发区。

(4) 易感基因：近年来，分子遗传学研究发现，鼻咽癌肿瘤细胞发生染色体变化的主要是 1 号、3 号、11 号、12 号和 17 号染色体，在鼻咽癌肿瘤细胞中发现多染色体杂合性缺失区（1p、9p、9q、11q、13q、14q 和 16q）可能提示鼻咽癌发生发展过程中存在多个肿瘤抑癌基因的变异。

3. 环境因素：有报告显示，移居国外的中国人鼻咽癌的死亡率随遗传代数增加而逐渐下降，而生于东南亚的白种人患鼻咽癌的危险性却有所提高，提示环境因素可能在鼻咽癌的发病过程中起重要作用。

流行病学调查发现，广东省鼻咽癌高发区内的婴儿，在断奶后首先接触的食物中便有咸鱼。另外，鱼干、广东腊味也与鼻咽癌发病率有关。这些食品在腌制过程中均有亚硝胺前体物亚硝酸盐。人的胃液 pH 值在 1~3 时，亚硝酸或硝酸盐（需经细菌还原成亚硝酸盐）可与食物中的仲胺合成亚硝胺类化合物，这些物质有较强的致癌作用。

某些微量元素如镍等在环境中含量超标，也有可能诱发鼻咽癌。

4. 化学因素：鼻咽癌可能与某些化学致癌物质（如芳香烃、亚硝胺）及某些微量元素（如镍）有关。

（1）芳香烃：李桂源（1988 年）报道，在湘西鼻咽癌高发区的 57 个家庭中，每克烟尘中 3，4–苯并芘的含量明显高于低发区。

（2）亚硝胺：有报道，在中国南方，食用咸鱼及腌制品是鼻咽癌的高危因素，这与咸鱼及腌制品中高浓度的亚硝胺化合物有关。

（3）微量元素：调查发现鼻咽癌高发区的大米和水中微量元素镍的含量高于其他地区。镍能促进亚硝胺诱发鼻咽癌，提示镍可能是促癌因素。

5. 癌基因：研究证明用癌基因 *ras* 家族作探针进行核酸杂交，鼻咽癌的转化基因与 *Ha–ras* 有同源序列，并呈长度多态性。

【病理分类】

根据 WHO 2003 年的分类标准，鼻咽癌分为三型：

1. 角化型鳞状细胞癌：依据分化程度可分为高、中、低分化型三种，其中以高分化型最常见。

2. 非角化型癌：可分为分化型和未分化型两型。

3. 基底细胞样鳞状细胞癌：此型发病率低。

【临床表现】

常见以下七大症状、三大体征。

1. 症状：

（1）血涕和鼻出血：最常发生早晨起床吸鼻后痰中带血或擤鼻后涕中带血。18%~30%的患者以此为首发症状，确诊时超过 70%的患者有此症状。癌灶表面呈溃疡或菜花型者这一症状更为常见，而黏膜下型肿块者则血涕较为少见。大出血是晚期鼻咽癌患者死亡的主要原因。

（2）鼻塞：位于鼻咽顶部的肿瘤常向前方浸润生长，导致同侧后鼻孔与鼻腔后的堵塞。大多数呈单侧性，日益加重。亦可呈双侧性，严重者可致张口呼吸。约占初发症状的 10%~20%，确诊时约 40%的患者有此症状。

（3）耳部症状：单侧性耳鸣或听力减退、耳内闭塞感是早期鼻咽恶性肿瘤的症状之一。原发癌灶在咽隐窝或咽鼓管圆枕区者，肿瘤常更多地浸润、压迫鼓咽管，使鼓室形成负压，产生分泌性中耳炎的体征，病灶较轻者行鼓咽管吹张法可获暂时缓解。偶见肿瘤由鼓膜穿出，在外耳道深处形成肉芽样肿瘤结节，可伴出血、坏死，合并感染时可伴有疼痛和异味。

（4）头痛：为常见初发症状，约占20%，确诊时50%~70%的患者伴有头痛。常为一侧偏头痛，位于额部、颞部或枕部。合并感染，肿瘤侵及筋膜、骨膜、颅底骨、三叉神经脑膜支、鼻窦、血管、颅内及颈椎等，以及颅内受侵均可引起头痛。

（5）眼部症状：鼻咽癌可侵犯眼眶或与眼球有关的神经，多为单侧眼球受累（与原发灶处于同一侧），以后再扩展至对侧。鼻咽癌患者10%~16%有此症状。主要表现为视力障碍、复视、眼球活动受限、眼睑下垂等。

（6）脑神经症状及其他：面部皮肤麻木感，痛觉和触觉减退或消失；舌肌萎缩和伸舌偏斜；迷走神经、舌咽神经受损，表现为声音嘶哑和吞咽困难。

（7）颈部肿块（图2-2）：多位于上颈部，颈部肿块为首发症状的占40%，60%~80%患者初诊时可触及颈部肿块。

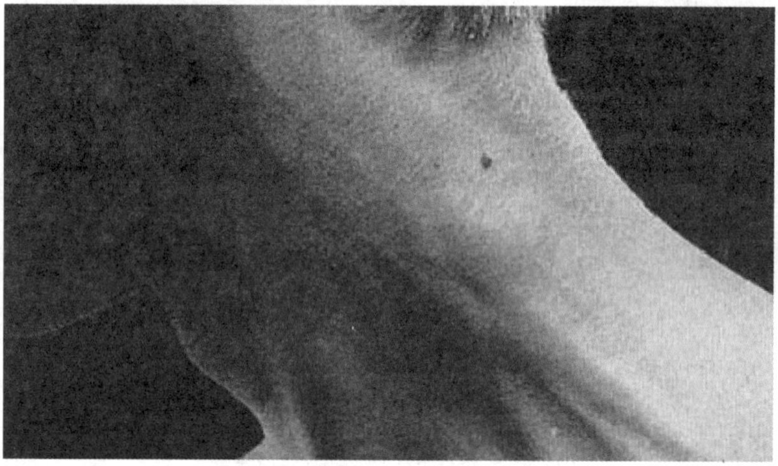

图2-2　颈部肿块（颈部淋巴结肿大）

2. 体征：

（1）鼻咽部肿物：分为结节型、浸润型、菜花型、黏膜下型和溃疡型。

（2）颈部淋巴结肿大：多为颈深上淋巴结肿大，为单侧或双侧。

（3）脑神经损害：常见三叉神经、展神经、舌下神经、舌咽神经、动眼神经受损。

【辅助检查】

病变部位及全身常规体格检查、鼻咽镜检查、CT、MRI 检查、超声检查、放射性核素骨显像（ECT）检查、PET 检查、EB 病毒血清学检查、病理学检查。

【治疗原则】

1. 放疗：因鼻咽解剖位置深，有重要血管神经相邻，病理又多属低分化癌，淋巴结转移率高，故放疗是目前鼻咽癌的首选治疗手段。早期病例可行单纯体外放疗，或以体外放疗为主，辅以近距离腔内后装放疗。晚期患者可放疗加化疗。

2. 化疗：对复发或转移性鼻咽癌，化疗是重要的治疗手段。

（1）诱导化疗：又称新辅助化疗，是指放疗前使用的化疗。它的作用是抑制肿瘤细胞的着床，从而杀灭这些在体循环中的肿瘤细胞，减少亚临床转移灶；在未接受治疗的患者中使用化疗的依从性较好，可以很好地按计划完成治疗；对于原发肿瘤来说，新辅助化疗可以降低局部和区域的肿瘤负荷，从而提高局部控制率。

（2）同步放化疗：是指在放疗的同时使用化疗。它的作用是利用化疗药物直接杀伤肿瘤细胞；或使肿瘤细胞周期同步，停滞在 G2/M 期；或通过抑制肿瘤细胞的亚致死损伤修复来增加放疗对肿瘤细胞的杀伤作用。

（3）辅助化疗：是指在放疗后进行的化疗。主要目的是减少远处转移的发生概率，巩固局部放疗的疗效。

常用化疗方案有：顺铂+氟尿嘧啶；顺铂+氟尿嘧啶+多柔比星；顺铂+氟尿嘧啶+博来霉素；顺铂+多西他赛等。

3. 手术：对于部分放疗后鼻咽或颈部残留或复发的病灶是一种有效的补救措施。

4. 其他辅助治疗：有中药、免疫增强剂和生物调节剂。

【护理措施】

1. 心理护理：多与患者交流，倾听患者的诉说，理解患者的心理感受。帮助患者解决实际问题，与他们交谈，介绍疗效好的病例，增强他们的治疗信心。

2. 饮食护理：合理的膳食能增加机体对放疗的耐受力和免疫力，减缓或抑制肿瘤的发展，有利于放疗的顺利完成。故应多进食营养价值高的食物，如蛋类、乳类、鱼类、瘦肉、大豆及其制品、花生、香菇、西红柿、柑橘等。忌烟、酒，忌食煎、炸、辛辣、过硬、过热、过酸、过甜的刺激性食物，以保护口咽部黏膜。吞咽困难不能进食者给予静脉营养。若因口腔黏膜炎疼痛而导致进食困难，应指导患者用粗大的吸管吸食流质或半流质食物，确保营养供给。味觉丧失时，护士应鼓励患者进食，避免因进食减少而进一步影响患者的胃肠道功能，影响营养的消化吸收，形成不能进食-胃肠道功能紊乱-营养吸收障碍的恶性循环。

3. 头痛护理：观察患者头痛情况，严重头痛会影响患者的精神状况、睡眠和进食，使患者全身状况下降，影响患者的治疗和预后。应根据患者的疼痛状况，按 WHO 疼痛三阶梯止痛原则进行处理，并注意观察用药后的效果及药物的不良反应。

附：世界卫生组织（WHO）关于缓解癌痛的三阶梯止痛方案：轻度疼痛用非阿片类药物±辅助药物（如阿司匹林、对乙酰氨基酚或非甾体抗炎药）；中度疼痛用作用弱的阿片类药物±非阿片类药物±辅助药物；顽固性剧烈疼痛选作用强的阿片类药物±非阿片类药物±辅助药物。口服止痛药是肿瘤止痛的首选方法，此方法安全、有效、经济。

4. 口腔护理：放疗前清洁牙齿，治疗口腔炎症，常规拔除深度龋齿和残根，除去金属冠齿等，待伤口愈合 10~14 日后方可行放疗。

5. 出血护理：放疗期间应观察鼻咽是否有出血情况，一般情况下鼻咽癌放疗出血较少见。少量出血时，嘱患者勿用手抠鼻，以免加重出血。大出血者应施行后鼻孔填塞压迫止血，并遵医嘱给予止血剂，必要时请耳鼻咽喉科医师会诊，行外科治疗。头侧向一边，保持呼吸道通畅。

6. 鼻咽腔护理：保持鼻咽腔清洁，鼻咽冲洗每日 1~2 次，冲洗瓶的高度距头顶 50 cm，冲洗液体为生理盐水或专用鼻腔冲洗剂，温度为 36~40 ℃，量为500~1 000 mL，冲洗器放入鼻腔 1~1.5 cm，液体从鼻腔进入，从口腔或鼻腔出来，有出血时禁止冲洗。鼻咽冲洗的目的是清洁鼻腔和增强放射敏感性。护士应告知患者鼻咽冲洗的意义和重要性，防止因冲洗不彻底或未按时冲洗而导致鼻咽部感染或影响放疗效果。指导患者观察冲洗物的颜色及性质，有出血时及时告知医生，避免引起鼻咽部大出血。

7. 放疗的护理：

（1）口干的护理：口干为最早出现的放疗反应之一。口干的护理要点是刺激未纤维化的唾液腺分泌，缓解口腔干燥症状。当唾液腺未完全纤维化时，可通过催涎剂的作用使唾液得到一定代偿来改善口腔的内环境。放疗患者可常备一个饮水瓶，经常湿润一下口腔，每天饮水 2 000 mL 以上，经常用麦冬、金银花泡水喝，使口腔黏膜湿润。此外，为了保持口腔清洁，可自配淡盐水漱口，每日 4~5 次。

（2）急性放射性口腔黏膜炎（图 2-3）的护理：按照 RTOG 分级标准，放射性口腔黏膜炎分为 5 级。0 级：无反应。Ⅰ级：充血，可有轻度疼痛，无须镇痛药。Ⅱ级：片状黏膜炎，或有炎性血液分泌物，或有中度疼痛，需要镇痛药。Ⅲ级：融合的纤维性黏膜炎，可伴有中度疼痛，需麻醉药。Ⅳ级：溃疡，出血，坏死。放疗开始后可使用康复新、维生素 B_{12}、利多卡因、庆大霉素等配制的漱口液交替漱口。如为真菌感染，可使用制霉菌素溶液和 2.5%的碳酸氢钠注射液交替漱口。口腔局部溃疡及感染时，给予口腔清创换药，可局部喷洒金因肽（重组人表皮生长因子外用溶液）或涂抹碘甘油，也可给予生长因子局部喷洒，以促进表皮黏膜生长和缓解疼痛。

（3）放射野皮肤的护理：按照 RTOG 分级标准，急性放射性皮肤损伤程度分为 5 级。0 级：无反应。Ⅰ级：滤泡样暗色红斑，脱发，干性脱皮，出汗减少。Ⅱ级：触痛性或鲜色红斑，片状湿性脱皮，中度水肿。Ⅲ级：皮肤皱褶以外部位的融合的湿性脱皮，凹陷性水肿。Ⅳ级：溃疡，出血，坏死。随着放疗剂量的增加，患者放射野皮肤可出现不同程度的放射性反应。其发病机制一方面是放射线造成 DNA 破坏，导致可逆或不可逆的 DNA 合成和分化不平衡，使皮肤基底细胞不能产生新的细胞，成熟的上皮细胞持续丢失，若不能及时增殖补充脱落的表层细胞，即引起皮肤损伤；另一方面是放射线引起小血管管腔狭窄或血栓形成，从而加重组织缺血、缺氧，加重皮肤损伤程度。放射性皮炎是放射治疗中常见的放射损伤，发生的程度与放射线的性质和放射野的面积、放疗剂量及患者的个体差异有关。研究表明，皮肤受照 5 Gy 就可能形成红斑，受照 20~40 Gy 就可能形成脱皮及溃疡，严重者甚至出现经久不愈的溃疡。治疗和预防放射线引起的皮肤损伤以往无有效药物和其他方法，出现后多采用停止放疗、休息及抗感染治疗等对症处理。因

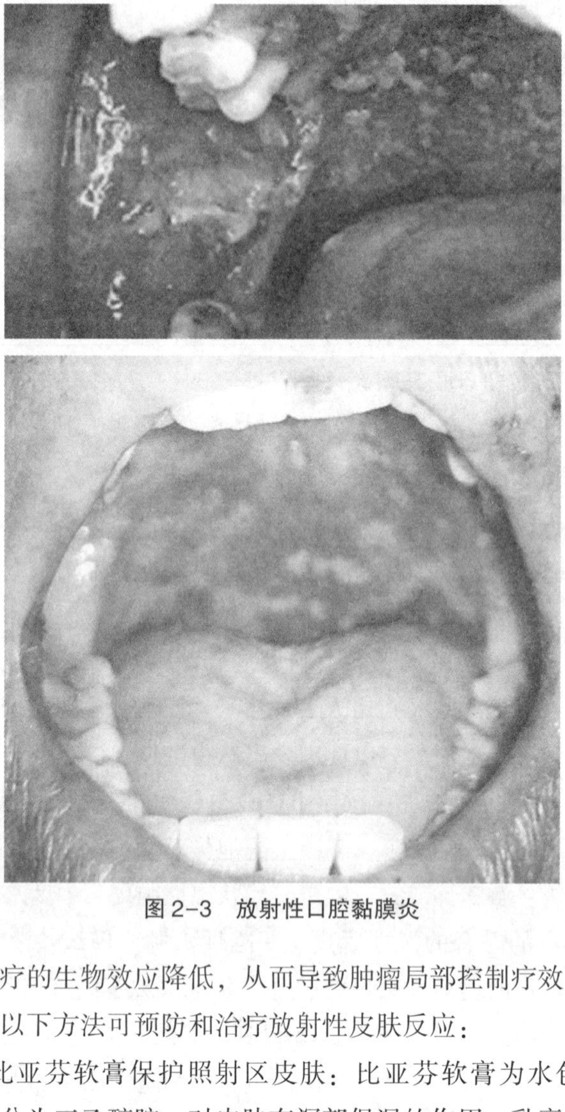

图 2-3　放射性口腔黏膜炎

放疗中断，放疗的生物效应降低，从而导致肿瘤局部控制疗效下降。经过临床实践发现，以下方法可预防和治疗放射性皮肤反应：

1）涂抹比亚芬软膏保护照射区皮肤：比亚芬软膏为水包油型白色乳膏，其主要成分为三乙醇胺，对皮肤有深部保湿的作用。乳膏中的水分能迅速被损伤皮肤吸收，预防或减轻放射野皮肤干燥，改善患者的舒适度。三乙醇胺通过渗透和毛细作用原理，起到清洁和引流的双重作用，能提供良好的皮肤自我修复环境，加快皮肤血流速度，帮助排出渗出物，促进皮肤的新陈代谢，补充丢失脱落的表皮细胞，促进受损的细胞再生修复；还可通过舒张局部血管，加快血流速度，改善放疗后的血液循环障碍，减轻水肿，加快渗出物的排出，促进损伤组织的愈合；还可升高白细胞介素-1 的浓度和降低白细胞介素-6的浓度，刺激成纤维细胞的增生，增加胶原的合成。将三乙醇胺乳膏涂抹在放射野皮肤，直至皮肤不再吸收药物为止，轻轻按摩使药物渗入皮肤，每日2次，从放疗第一天开始使用直至放疗结束。需注意的是：在放疗前4小时停用三乙醇胺乳膏，清洗掉药物之后再行放疗。

2）防止局部皮肤损伤：放疗前应摘掉金属制品如假牙、项链、耳环等，以免导致射线折射，影响剂量分布，加重皮肤损伤。保持放射野皮肤清洁、干燥，防止湿性反应。穿全棉、柔软的内衣，不能用化纤类的围巾，避免粗糙衣物摩擦。放射野皮肤可用温水和软毛巾轻轻沾洗，但不可用力擦搓，避免冷热刺激，禁用肥皂等刺激性强的洗涤用品或热水浸浴；不可涂酒精、碘酊等刺激性药物及含金属制剂；禁贴胶布；禁止剃毛发，宜用电剃须刀，防止刮伤皮肤造成感染。勤剪指甲，局部瘙痒时不可搔抓，皮肤脱屑时切忌用手撕剥，防止抓破皮肤造成感染。外出时防止日光直接照射和风吹。保持放射野标记清晰，如模糊，应及时找医生描画。

3）随着放疗剂量的增加，局部皮肤发生感染或破溃时，遵医嘱酌情暂停放疗，可涂抹美宝湿润烧伤膏或在创面喷洒金因肽。金因肽的主要成分为重组人表皮生长因子衍生物，其分子结构和生物学活性与人体内源性表皮生长因子高度一致，可以提供组织再生和修复的基础，促进鳞状上皮细胞、血管内皮细胞等多种细胞的生长，加速创面愈合。同时它还能促进上皮细胞、中性粒细胞、成纤维细胞等多种细胞向创面迁移，预防感染，提高上皮细胞再生度和连续性，预防和减少瘢痕形成，提高创面修复质量。

（4）放射性龋齿和放射性骨髓炎的护理：属于迟发放疗反应。上、下颌骨骨组织受照射后，组织血管发生无菌性血管炎，之后数月或数年发生血栓栓塞，骨组织血供减少。此时若发生牙组织感染和拔牙性损伤，局部伤口长期不愈，可导致放射性骨髓炎发生。骨坏死多发生在高剂量、大分割外照射及口底插植治疗的区域，特别是原有肿瘤侵犯的部位；也见于全身情况差、拔牙或下颌无牙的患者。由于血供的不同，下颌骨的坏死先于上颌骨。放射性骨髓炎临床表现为颌骨深部的间歇性钝痛或针刺样剧痛，软组织红肿，瘘管形成，伴有张口困难、口臭、牙龈出血、口干等，严重的死骨外露伴颌面畸形还会引起继发感染，危及患者生命。因此放疗前应常规洁牙，拔除或填补龋齿，拔除残根，去除金属齿冠及清洁牙齿，活动义齿需在放疗终止一段时间后再使用，以免损伤牙龈。放疗后指导患者用含氟牙膏和软毛牙刷刷牙，坚持用竖刷或横竖刷相结合的方法刷牙，每次刷牙应持续 3 分钟以上。少进甜食或进食甜食后及时漱口。放疗后定期到口腔科检查，尽量不拔牙，如必须拔牙，至少在 2 年或更长时间后进行，以免引起感染和骨髓炎。鼓励患者每日坚持做鼓腮运动及舌头舔牙龈运动，以防牙龈萎缩。

（5）颈部活动受限和张口困难的护理：当颈部、咀嚼肌或其他如颞下颌关节周围软组织位于放射野时，放射线会造成局部组织水肿、细胞破坏及纤维化，导致颈部活动受限和张口困难。在患者做张口锻炼的过程中，如发生放射性口腔黏膜炎，患者可能因为疼痛而不愿意坚持张口锻炼，在此期间护士要关心患者，遵医嘱指导患者含漱利多卡因漱口液后再行张口训练。如张口困难，可用暖水瓶的软木塞支撑在患者的门齿间，以达到张口锻炼的目的。为预防颈部肌肉纤维化，可做颈前后缓慢旋转运动，按摩颞颌关节和颈部。放疗前应记录患者做最大张口后上下门齿间的距离，放疗开始后每周测量门齿距离一次，并指导患者行张口锻炼，每日 200～300 次，以保持最大张口度和颞颌关节的灵活度。

【功能锻炼】

1. 漱口：每次进食后用温盐水漱口，注意充分含漱，每次 1～3 分钟，鼓腮和吸吮结合（图 2-4），保持口腔清洁。

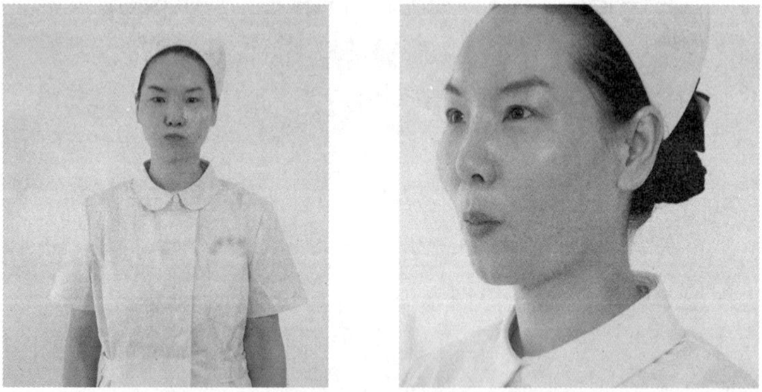

A. 鼓腮　　B. 吸吮

图 2-4　鼓腮、吸吮结合

2. 鼓腮运动：深吸一口气，口唇闭合，然后鼓气，使腮部扩展至最大（图 2-5），停 5 秒后排出气体。每日 2～3 次，每次不少于 20 下。

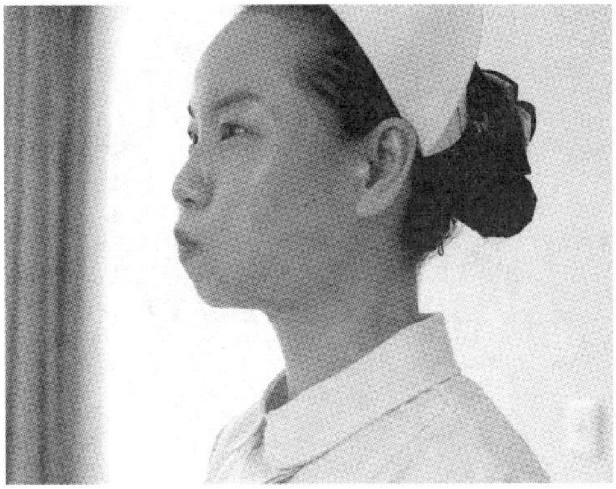

图 2-5　鼓气，使腮部扩展至最大

3. 吞咽运动：舌尖轻轻抵上牙龈由左向右滑动，舌尖轻轻抵下牙龈由右向左滑动，然后做吞咽动作，使唾液下咽（图 2-6）。每日数次，以晨起锻炼最佳。

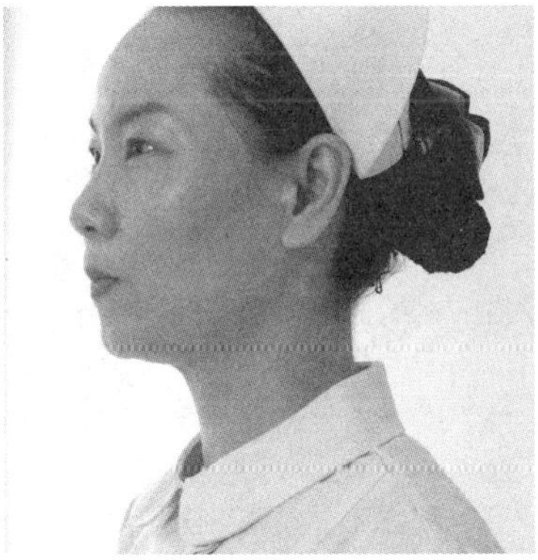

图 2-6　做吞咽动作，使唾液下咽

4. 弹舌：微微张开口，让舌头在口腔里弹动（图 2-7），发出“嗒嗒”的响声。每日 2 次，每次 5~20 分钟，防止舌和咬肌退化而导致吞咽困难。

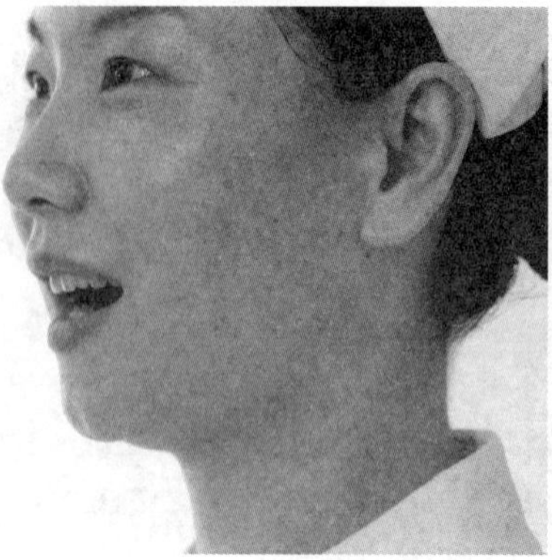

图 2-7　舌头在口腔里弹动

5. 张口：口腔迅速张开，幅度以可以忍受为限（图 2-8），然后闭合。每日 3~4 次，每次 2~3 分钟。

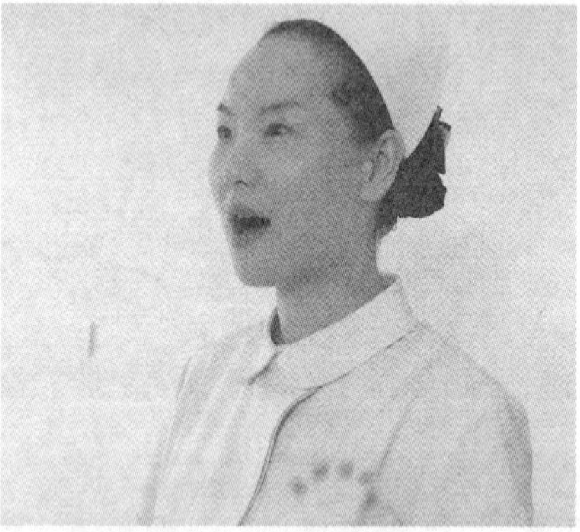

图 2-8　口唇张至最大

6. 颈部运动：自然站立，双脚与肩同宽；头部缓缓向左后转动，手臂与躯干成 15°向外伸展，保持 3 秒后缓缓转正；头部缓缓向右后方转动，手臂与躯干成 15°向外伸展，保持 3 秒后缓缓转正（重度高血压及颈椎病患者慎做）（图 2-9）。

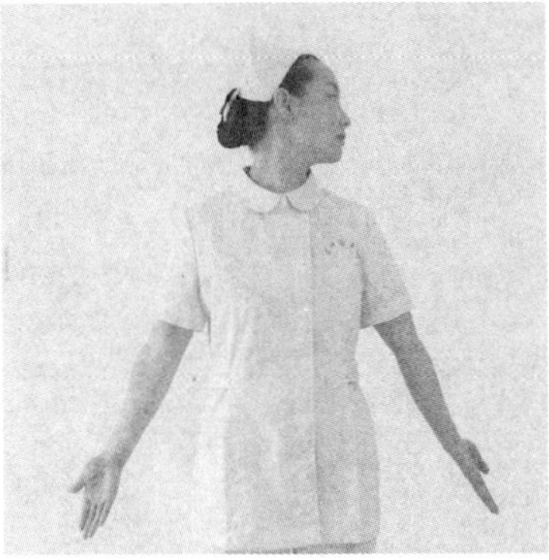

A. 头部向左后方转动，手臂向外伸展

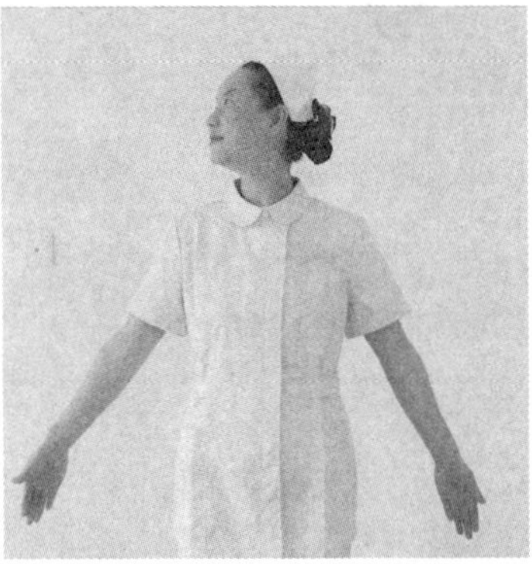

B. 头部向右后方转动，手臂向外伸展

图 2-9　颈部运动

7. 颞颌关节自我按摩：轻轻张口，在颞颌关节处轻柔按摩，以手指指腹按压，顺时针或逆时针进行转动（图 2-10）。

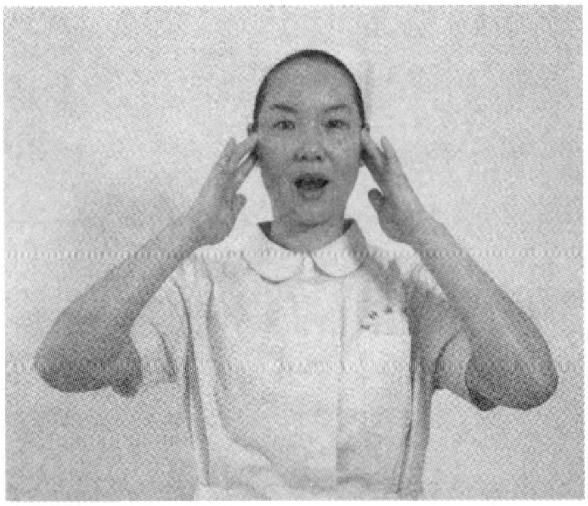

图 2-10　指腹按压颞颌关节转动

8. 耸肩运动：自然站立，双脚与肩同宽，双臂自然下垂，向上抬肩，回归原位（2-11）。每日 3 次，每次 8 个 8 拍。

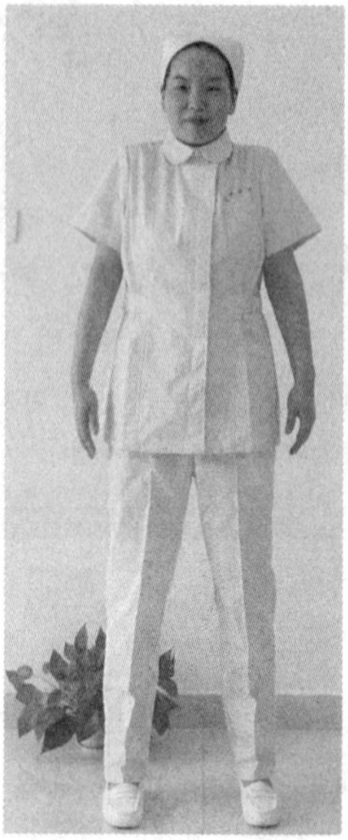

A. 向上抬肩

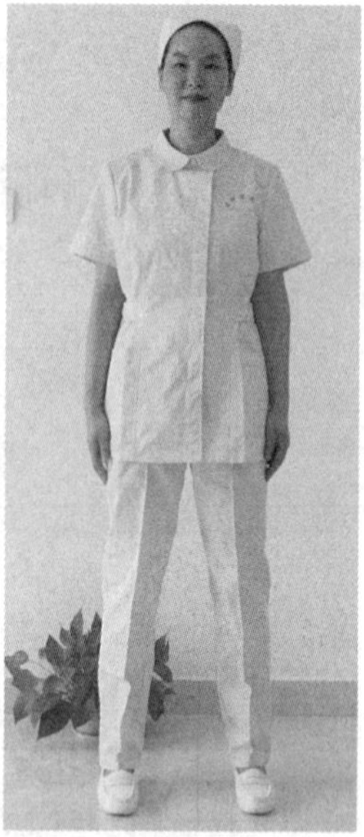

B. 回归原位

图 2-11 耸肩运动

9. 上肢运动：自然站立，双脚与肩同宽，双臂自然下垂；双臂缓慢抬起，与肩平齐；然后缓慢上举，掌心向前；最后双臂缓慢放于身侧（图 2-12）。每日 3 次，每次 8 个 8 拍。

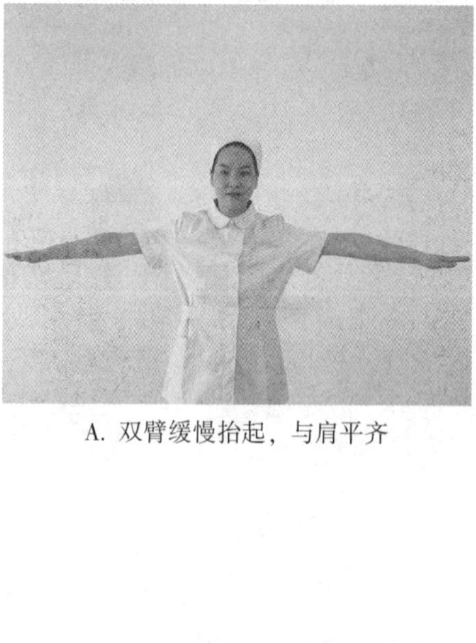

A. 双臂缓慢抬起，与肩平齐

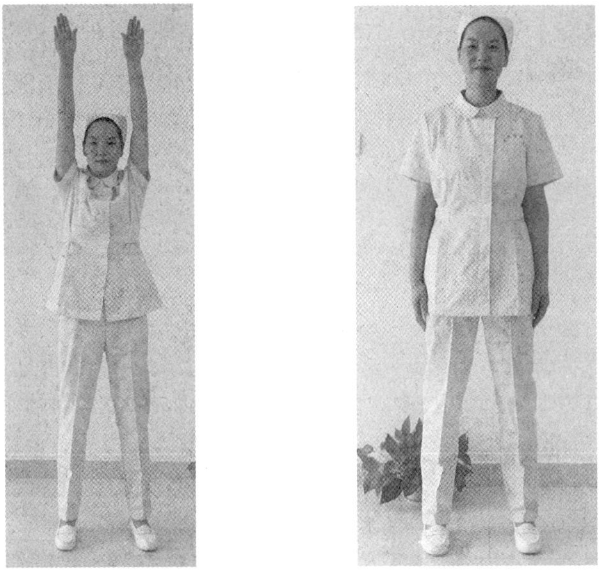

B. 缓慢上举，掌心向前　　C. 双臂缓慢放于身侧

图 2-12　上肢运动

10. 旋肩运动：自然站立，双脚与肩同宽，目视前方。双肩关节先向前做旋肩运动，然后向后做旋肩运动（图 2-13）。每日 4 次，每次 8 个 8 拍。

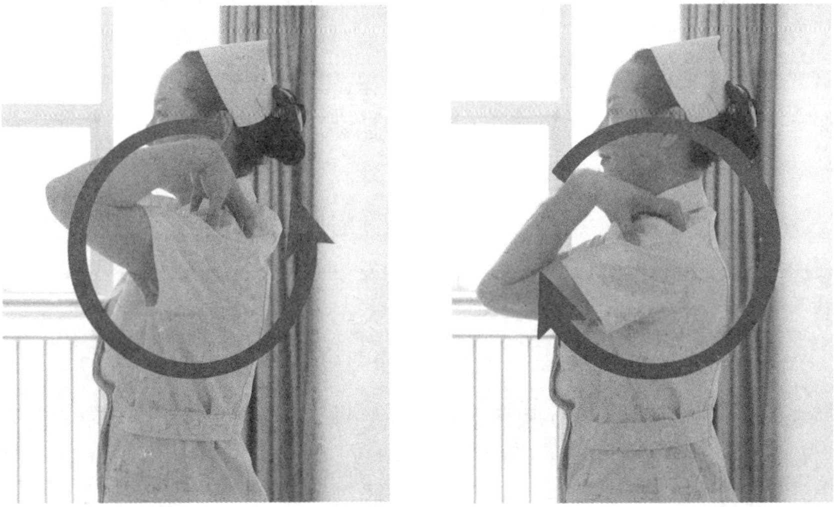

A. 双肩关节向前做旋肩运动　　B. 双肩关节向后做旋肩运动

图 2-13　旋肩运动

【观察重点】

1. 患者的营养状况。
2. 患者血象、体温的变化。
3. 患者口腔黏膜的变化。
4. 患者放射野皮肤的变化。
5. 患者的心理变化。
6. 患者口腔的功能变化。

【健康指导】

1. 放疗前要常规拔除深度龋齿和残根，待伤口愈合 10~14 日后方可行放疗。

2. 嘱患者放疗后 3 年内禁止拔牙，如确需拔牙，应加强抗感染治疗，以防放射性骨髓炎的发生。

3. 指导患者坚持终身行鼻腔冲洗。

4. 指导患者在放疗期间和放疗结束后 3~6 个月，仍应坚持做颈部旋转运动和张口锻炼，防止颞颌关节功能障碍。

5. 加强口腔卫生，每日漱口 4~5 次，推荐使用含氟牙膏，建议每年清洁牙齿 1 次。放疗后在急性放疗反应消退前，应避免进食刺激性食物。放疗后多数患者会永久性口干，嘱其多饮水，保持口腔湿润。放疗后应尽量避免拔牙，在出现牙齿或牙龈疾病时，应积极保守治疗，在所有保守治疗均告失败的情况下，迫不得已才考虑拔牙，并且在拔牙前一定要告知牙医既往曾接受过放疗。拔牙前要清洁口腔及牙齿，拔牙后使用抗生素治疗，以减少口腔及颌面间隙感染的机会，减少张口困难和发生颌骨放射性骨髓炎或骨坏死的机会。

6. 定期复查：出院后第 1 年每 2~3 个月复查一次，第 2 年每 3~4 个月复查一次，第 3 年每 6 个月复查一次，以后每年复查一次，不适随诊。

7. 饮食要求不忌口、不挑食、营养均衡。

8. 放疗结束后 1 个月左右开始出现面颊、颏下、上颈部软组织水肿，其特点是局部不红、不热、不痛，无功能障碍，水肿随体位变化，晨起较重，活动后减轻。一般 10 个月左右开始缓解，1~2 年症状可消失。指导患者抬高头颈部，必要时遵医嘱给予利尿、抗感染治疗，可缓解症状。如有呼吸困难，及时就医。

第二节　口腔癌放疗的护理

口腔癌是一组病，主要是指发生在口腔黏膜的上皮癌，为头颈部较为常见的恶性肿瘤之一。在我国，口腔癌占全身恶性肿瘤的 1.9%~3.5%，占头颈部恶性肿瘤的 4.7%~20.3%，居头颈部恶性肿瘤的第二位。男性多于女性，男女发病率之比为（3~4）：1。在我国 40~60 岁人群为高发人群，特别是吸烟或酗酒的 50~60 岁男性。口腔癌包括唇癌、舌癌、口底癌、牙龈癌、颊黏膜癌和硬腭癌（图 2-14）。

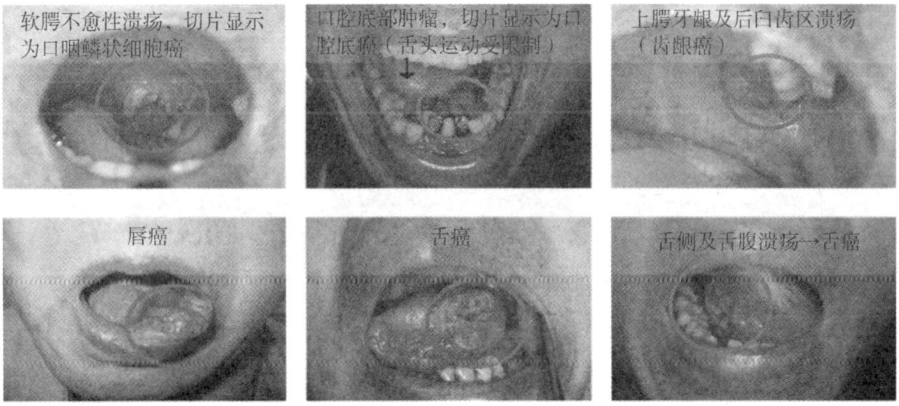

图 2-14　常见口腔癌类型

【常见病因】

根据流行病学调查，目前公认口腔癌的发病可能与以下因素有关：

1. 烟、酒刺激：烟草中的致癌因素主要是化学物质3，4-苯并芘。酒是致癌源之一，饮酒与吸烟具有协同的致癌作用，酒精可以诱导口腔癌的发生。

2. 慢性刺激与损伤：不良的义齿或齿列不整的牙齿相对应的口腔黏膜，由于长期的机械性磨损，加上口腔卫生条件差，伴有慢性炎症的存在，可能成为促癌因素。

3. 嚼槟榔：槟榔嚼块以槟榔果（图 2-15）为主要成分，以槟榔叶、花、藤和石灰作为配料。槟榔果中的槟榔碱和槟榔次碱这两种成分具有潜在的致癌作用。配料除叶可能不具致癌性外，其他配料（花、藤）皆含有致癌性化学物质，因此极易诱发口腔癌的发生。

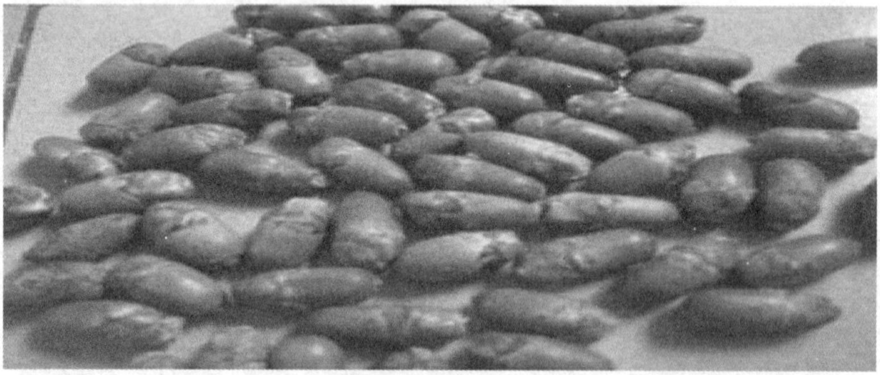

图 2-15　槟榔果

4. 口腔黏膜白斑与红斑：有报道口腔黏膜白斑与增生性红斑常是一种癌前病变，因此需长期随访以便早期发现癌变。

5. 紫外线和电离辐射：唇癌多见于户外工作、长期暴露于日光者，特别是农民、渔民或牧民。显然唇癌的发生与日光中的紫外线有关。电离辐射主要是唇癌的医源性致癌源。

6. 其他：有报道认为口腔癌与基因相关的疾病有关，如范可尼综合征、共济失调-毛细血管扩张症、着色性干皮病、艾滋病病毒（HIV）感染等；也有报道认为，维生素 A 缺乏可升高口腔癌的发病率，高维生素饮食和抗氧化剂可使这种危险性降低。

【临床表现】

1. 口腔癌的共同症状和体征：

（1）疼痛：早期无疼痛或疼痛感较轻，局部有异物摩擦感，如出现溃破或肿瘤进一步侵犯附近神经时可引发疼痛，表现为耳痛和咽喉痛。

（2）溃疡：唇或口腔黏膜局部变硬，边缘隆起，中央凹凸不平，甚至糜烂出血。

（3）口腔黏膜有白斑或红斑出现。

（4）肿块：唇或口腔内部有肿块，常以局部侵犯为主。在口腔癌中，舌癌最易出现颈部淋巴结转移。

2. 口腔内不同部位的癌变具有不同的临床表现。

（1）唇癌：以下唇的中外1/3部位为多见。病变可表现为增殖、疣等外生型，或溃疡型。病变表面常出现血痂及炎性渗出。下唇癌由于唇闭合功能受影响，可伴有严重的唾液外溢。

（2）舌癌：在口腔癌中最常见。多为鳞状细胞癌，85%以上发生在舌体。早期表现为溃疡、外生与浸润三种类型。舌癌晚期由于舌活动严重受限、固定，唾液增多、外溢，进食、吞咽、语言均感困难，且疼痛剧烈。舌癌淋巴结转移率高。

（3）口底癌：多发生在舌系带两侧的前口底。局部出现肿块和溃疡，可逐步发生疼痛、流涎、舌活动受限、吞咽困难和语言障碍。口底癌极易发生双侧淋巴结转移。

（4）颊黏膜癌：多为鳞状细胞癌，好发于上下牙咬合线相对颊黏膜处，靠近口角处臼齿后区。颊癌可呈溃疡型或外生型，早期病变多表现为黏膜粗糙，随着病情发展，可引起颊部溃疡，出现明显疼痛，严重者可致张口受限，直至牙关紧闭。颊癌常转移至颌下淋巴结。

（5）牙龈癌：仅次于舌癌，居口腔癌第二位。多为分化程度高的鳞状细胞癌，下牙龈癌比上牙龈癌多见。牙龈癌表现为溃疡型或外生型，以溃疡型多见。早期向牙槽突及颌骨浸润，引起牙齿松动、疼痛；向后发展到磨牙区及咽部时，可引起张口困难。牙龈癌以淋巴结转移多见。

（6）硬腭癌：以腺癌为多见。硬腭癌多为外生型，边缘外翻，易渗出和形成血痂，触之易出血，有时也呈溃疡型。早期易侵犯骨质，晚期可出现牙齿松动或脱落。硬腭癌主要侵及颌下淋巴结。

【辅助检查】

望诊、触诊、X线平片检查、MRI检查、CT检查、超声检查、脱落细胞学检查和病理学检查。

【治疗原则】

口腔癌的治疗方法以手术、放疗、化疗为主，同时辅以免疫治疗和生物治疗。由于根治性的外科手术对功能及美容的影响，治疗方式的选择应根据患者的具体情况决定，目前主要治疗手段为手术和放疗。中晚期病例采取放疗与手术为主的综合治疗方案或同步放、化疗方案。对于无法手术的晚期病变，可采用单纯放疗或放疗联合应用化疗予以姑息减症治疗。

1. 手术治疗：早期如没有造成残疾、影响容貌和功能的危险，均应首选外科手术治疗，或采用以外科手术治疗为主的综合疗法。手术方法主要采用原发灶手术切除+颈淋巴结清扫术。

2. 放疗：对早期、未分化癌及低分化的口腔癌应首选放疗，对于已累及骨质、颈淋巴结转移的晚期肿瘤，行单纯的放疗难以根治，常需要进行综合治疗。综合治疗时，可根据病情在手术前后进行放疗。

3. 化疗：除晚期患者采取化疗行姑息治疗外，目前临床最多见的是配合手术与放疗进行辅助化疗。在口腔癌治疗中，主要于术前进行辅助化疗，又称诱导化疗，一方面可以缩小肿瘤，为手术创造条件；另一方面可以提高患者的远期疗效。

4. 免疫疗法及生物治疗：可用作其他治疗的辅助治疗。

【护理措施】

1. 饮食指导：由于口腔的正常功能被破坏，有时会侵及会厌、舌和喉返神经，导致经口进食时食物易误入气管引起呛咳，使患者进食受到影响。此时应指导患者进行吞咽动作的训练，进食时采用坐位或半卧位，并根据宜少食多餐，进高蛋白、高热量、高维生素（B 族维生素）、易消化、清淡食物，忌食煎炒、辛辣刺激性、过硬、过热的食物的原则，帮助患者制定食谱，并指导其合理进食。如疼痛严重影响进食，可给予生理盐水 250 mL+2%利多卡因 40 mL 于饭前 10~30 分钟漱口，疼痛减轻后再进食，必要时给予静脉营养支持。因呛咳严重或吞咽困难不能进食者可留置胃管，进行鼻饲，同时给予鼻饲饮食指导，必要时给予静脉营养支持，以促进组织的修复和神经功能恢复。

2. 口腔护理：口腔癌患者口腔分泌物较多，要及时清理，并保持口腔清洁舒适，减少局部刺激，预防口腔黏膜损伤。每日行口腔护理 2~3 次，也可根据病情采用口腔冲洗和口腔擦洗两种方法。对于口腔内有较大创口、糜烂、张口受限的患者，可先采用 20 mL 注射器抽吸漱口水进行冲洗或含漱，然后再用生理盐水漱口，每日漱口次数不少于6次。同时教会患者掌握正确的漱口方法：喝一口漱口水，通过鼓腮一吸一吮的动作使水分与口腔的每一部分充分接触，达到治疗效果；也可根据口腔情况采用常规方法行口腔护理，保持口腔卫生。可根据口腔内的pH值选用不同的漱口液，常用甲硝唑溶液、朵贝尔液、1∶5 000呋喃西林溶液、西吡氯铵漱口液和1%~3%过氧化氢溶液等。

3. 心理护理：责任护士要多与患者交流，倾听患者的诉说，及时掌握患者的心理变化，理解患者的心理感受。当患者出现呛咳、吞咽困难等不适症状，表现出焦虑、害怕、愤怒、自卑、孤独等一些不良情绪时，护士应多与患者沟通，耐心地与患者交流，陪伴患者，尊重患者，与其建立良好的护患关系。通过介绍成功病例、行为诱导、心理疏导，促使患者情绪稳定，并做好家属的工作，为患者提供良好的精神和物质支持，帮助患者树立信心，积极配合治疗。

4. 放疗的护理：

（1）急性放射性口腔黏膜炎：具体护理措施详见本章第一节“鼻咽癌放疗的护理”相关内容。

（2）放射野皮肤护理：具体护理措施详见本章第一节“鼻咽癌放疗的护理”相关内容。

（3）颈部活动受限和张口困难：具体护理措施详见本章第一节“鼻咽癌放疗的护理”相关内容。

【观察重点】

1. 患者的营养状况。
2. 患者血常规、体温的变化。
3. 患者口腔黏膜的变化。
4. 患者放射野皮肤的变化。
5. 患者的心理变化。
6. 患者口腔的功能状态。

【健康教育】

1. 鼓励患者加强营养摄入，避免进食辛辣、坚硬、刺激性食物，宜进食高蛋白、高热量、高维生素食物。

2. 加强口腔护理，指导患者进食后立即用淡盐水或温开水漱口，并教会患者正确的漱口方法：一吸一吮，充分鼓起腮帮，使药液或水与口腔充分接触，每日漱口不低于6次，每次不少于60秒。指导患者用软毛牙刷正确刷牙。嘱患者多饮水，保持口腔湿润。

3. 由于大部分口腔癌患者术后存在不同程度的外形改变及社交功能和语言功能的障碍，影响患者的心理及精神状态，因此护理人员应与患者家属建立良好的关系，指导患者家属配合调配饮食，注意关心、体贴患者，鼓励患者参与康复训练。

4. 鼓励康复期患者坚持进行功能锻炼，如张口训练、鼓腮、弹舌和吞咽训练等。

5. 定期复查：出院后1年内每3个月复查一次，2~3年内每6个月复查一次，4年后每年复查一次，不适随诊。

第三节　喉癌放疗的护理

喉癌是头颈部常见的恶性肿瘤之一。近年来喉癌的发病率有增高的趋势。发病年龄多集中于50~70岁，30岁以下者发生喉癌的概率不超过1%。男女发病率之比为4∶1，其中女性声门上区癌多于男性，而男性声门癌则多于女性。喉癌多来源于上皮，90%以上为鳞状细胞癌。喉癌早期病例的5年生存率可达80%以上；晚期采取综合治疗，5年生存率可达50%左右。喉癌的预后与原发肿瘤的部位、肿瘤的大小、有无淋巴结转移、病理类型等相关。声门上型与声门下型分化较差，发展较快，预后较差；声门型分化较好，发展较慢，预后较好。早期喉癌单独使用放疗和手术切除，可以获得80%以上的5年生存率。

【常见病因】

1. 烟、酒刺激：部分研究已经肯定了吸烟与喉癌的发生有着明确的相关性，即抽烟者与非抽烟者相比，喉癌的发生率及第二肿瘤的发生率均明显增加，且治疗后生存时间缩短。对单纯酗酒者喉癌的发生率是否增加目前仍无定论，但酗酒的同时合并嗜烟者喉癌的发生率则升高，尤其以声门上喉癌发病率升高明显。吸烟可产生烟草焦油，其中的苯并芘可致癌，而酒精长期刺激黏膜可使其变性而致癌。

2. 空气污染：空气污染严重的城市，喉癌发病率高。长期吸入有害气体如二氧化硫和含铬、砷的生产性工业粉尘等易致喉癌。

3. 癌前病变：慢性喉或呼吸道炎症刺激、喉上皮增生症、喉部角化症、黏膜白斑、喉部乳头状瘤、重度不典型增生等都有发生癌变的危险。

4. 病毒感染：喉癌可能与人乳头瘤病毒（HPV）感染有关。

5. 其他因素：①职业因素。有报道喉癌可能与接触石棉、芥子气、镍等有关。②遗传因素。芳烃羟化酶的诱导力受遗传因素控制，故喉癌和遗传因素有关。③性激素及其受体。喉癌患者雄激素相对升高，雌激素降低，男性显著高于女性。

【临床表现】

1. 声嘶：为声门癌的首发症状，声嘶呈持续性且进行性加重。而声门上型癌晚期因肿瘤增大压迫声带或肿瘤侵入声门时才出现声音嘶哑的症状。

2. 咽喉疼痛：多见于声门上型癌。肿瘤溃疡或合并炎症时，可有疼痛感及痰中带血。刚开始仅在吞咽时，特别是在进头几口食物时有一种“刮”的感觉，多吃几口以后症状消失。随着肿瘤的进展，喉痛可变为持续性，且可向同侧耳部扩散。

3. 咽喉异物感：咽喉部常有吞咽不适及紧迫感，是声门上型癌的首发症状，但常被忽视而不及时就医，延误诊断。如出现吞咽障碍，则为肿瘤晚期。

4. 呼吸困难：为恶性肿瘤晚期症状，表现为吸气性呼吸困难，并呈进行性加重。声门下型癌因病变部位比较隐蔽，早期症状不明显，直至肿瘤发展到相当程度或阻塞声门下腔时才出现呼吸困难。声门下型癌患者较常以呼吸困难为首发症状而来诊。

5. 颈部肿块：确诊时约 2/3 的病例临床有淋巴结转移，其中 1/3 为双侧转移，肿块长在喉结的两旁，无痛感，且呈进行性增大。

【辅助检查】

1. 颈部检查：包括对喉外形及颈淋巴结的视诊和触诊。了解喉外形有无增宽，甲状软骨切迹有无破坏，喉摩擦音是否消失，颈部有无肿大的淋巴结，有无呼吸困难及三凹征。

2. 喉镜检查：间接喉镜检查为临床最常用的检查方法，可见喉部清晰的影像，可观察声带的运动，了解喉部病变的外观、深度和范围，且操作方便，患者无痛苦。通过间接喉镜、直接喉镜、纤维喉镜，可以看清肿瘤的部位、大小、侵犯范围及声带活动度。

3. 活检：喉癌确诊需病理活检证实，可在间接喉镜、直接喉镜或纤维喉镜下钳取肿瘤组织送检。

4. 影像学检查：了解肿瘤范围、有无颈部淋巴结肿大及喉支架软骨破坏。

（1）X 线检查：咽喉正、侧位片可以明确病变的大体部位、大小、形状，以及软骨、气管或颈椎前软组织的变化情况。晚期可有远处转移，应行常规的胸部 X 线片和腹部 B 超检查。

（2）CT、MRI 检查：有助于明确肿瘤在喉内的生长范围、有无外侵及外侵程度，以及颈部肿大的淋巴结与大血管的关系等。

【治疗原则】

手术和放疗在喉癌的治疗中起着重要作用。早期喉癌单独使用放疗和手术切除，都可以获得较好的效果。晚期则以综合治疗——在手术后辅以放疗为佳。

1. 手术治疗：手术方式主要分为喉部分切除术及喉全切除术。原则是在彻底切除癌肿的前提下，尽可能保留或重建喉功能。

2. 放疗（图 2-16）：

（1）单纯放疗：T_1、T_2N_0 早期喉癌都应以放疗为首选。放疗可以取得和手术治疗同样的效果，而且其最大优点是能保持发音和吞咽功能的完整性。单纯放疗可获得 80%~100%的 5 年生存期。放射剂量为 60~70 Gy。早期单纯放疗即使效果不佳，还可行手术补救。单纯放疗主要用于早期声带癌及因全身情况不宜手术治疗的患者。

（2）术前放疗：放射剂量一般为 40~50 Gy/4~5 周。放疗结束后 2~4 周内行手术治疗。主要适用于较晚期、肿瘤范围较大的患者。放疗的目的是使肿瘤缩小，提高手术切除率，提高肿瘤局部控制率，预防或减少因手术而促使肿瘤转移或扩散。对声门下癌先行放疗后再行喉切除术，可以减少气管造口处的肿瘤复发。

（3）术后放疗：目的是提高局部控制率，放射剂量需给予 60 Gy 以上。喉部分切除术或喉全切除术后 2~4 周可行放疗。

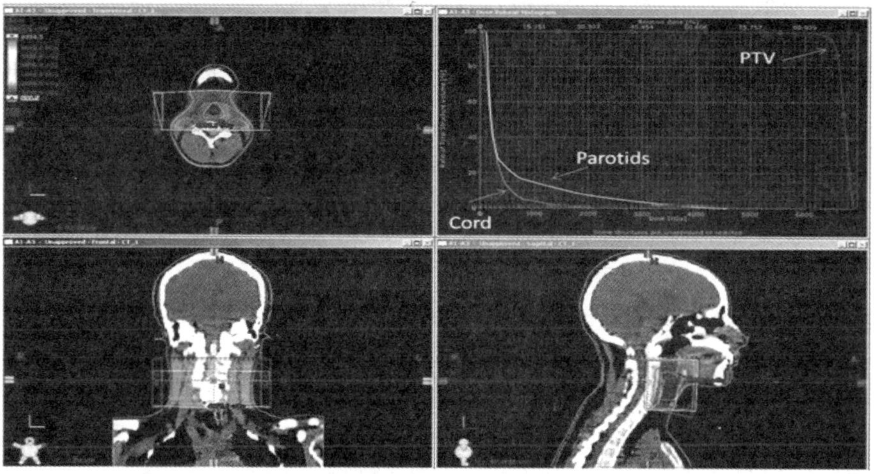

图 2-16　喉癌的放疗

3. 化疗：喉癌 95%以上为鳞状细胞癌，对化疗不敏感，化疗多作为综合治疗的一部分。

4. 生物治疗：疗效尚不肯定，处于试验阶段。主要方法包括应用重组细胞因子如干扰素等、肿瘤疫苗和单克隆抗体及其偶联物。

【护理措施】

1. 心理支持：由于喉部手术后，患者不能进行正常的语言交流，这从心理和形象上给患者造成了双重的恶性刺激。应做好解释工作，多关心和体贴患者，鼓励患者家属多陪伴患者，给予患者情感支持。治疗期间注意加强沟通工作，和患者使用纸笔进行交流，及时了解患者的需要，给予帮助，并向其介绍成功病例，使其树立战胜疾病的信心。

2. 饮食护理：嘱患者注意饮食，进食高蛋白质、高维生素、清淡、易消化的软食，禁烟、酒，多喝水。鼓励患者取坐位或半坐位进食，进食后休息 15~30 分钟再活动。指导患者少食多餐。放疗期间患者若感觉精神倦怠、喉干口燥，饮食则以清热解毒、生津润肺的食物为主；出现咽喉疼痛、吞咽疼痛、胸骨后疼痛时，进食温凉、容易吞咽的流质或半流质饮食，如梨汁、萝卜汁、绿豆汤、西瓜等。汤水宜以清热利咽、润肺生津为原则，如胡萝卜马蹄汤、冬瓜老鸭汤、银耳莲子百合汤等。放疗期间忌食热性食物，如羊肉、狗肉、兔肉及橘子、荔枝、龙眼等。放、化疗期间，由于口腔黏膜反应及喉头水肿严重导致进食困难时，可给予静脉营养支持。

3. 口腔护理：详见本章第一节“鼻咽癌放疗的护理”相关内容。

4. 放疗的护理：

(1) 喉癌患者术后如身体恢复良好，2 周内可行放疗。佩戴金属气管套管不能进行放疗，放疗前必须将金属气管套管更换为塑料气管套管，防止金属气管套管影响疗效及次波射线对局部造成损伤。

(2) 气管套管（图 2-17）护理：根据患者咳痰量每日清洗内套管 1~3 次。方法为将套管取出后用温开水或生理盐水浸泡（塑料制品的套管如用开水或热水浸泡清洗，可发生变形），清除痰痂后用 75%酒精或 500 mg/L的含氯消毒液浸泡消毒 15 分钟，再用温开水或生理盐水冲洗干净。定期更换固定的纱带，及时更换气管套纱块，保持气管造口周围皮肤清洁、干燥，气管造口最好用大纱块遮挡，预防感染，污染时及时更换。放疗期间注意观察套管内痰的量、颜色、性质，痰中带血时应多饮水并加强气道湿化。

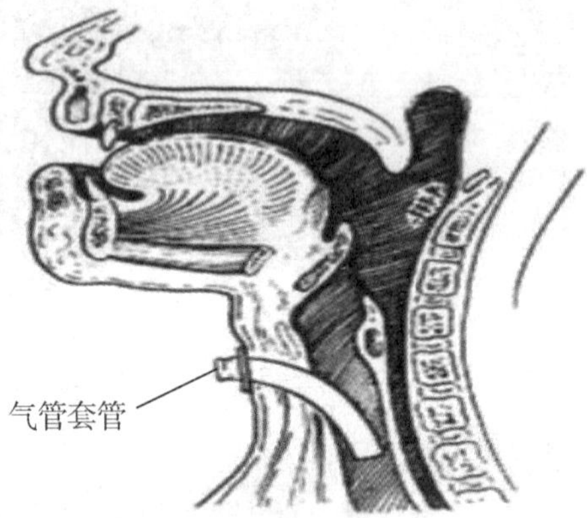

图 2-17　气管套管位置

(3) 放射野皮肤的护理：气管造口处皮肤受射线损伤，易被痰液污染，可每日给予生理盐水清洗造口周围皮肤，避免使用酒精及活力碘。涂抹比亚芬软膏保护照射区皮肤：比亚芬软膏为水包油型白色乳膏，其主要成分为三乙醇胺，对皮肤有深部保湿的作用。三乙醇胺中的水分能迅速被损伤皮肤吸收，预防或减轻放射野皮肤的干燥，改善患者的舒适度。三乙醇胺通过渗透和毛细作用原理，起到清洁和引流的双重作用，能提供良好的皮肤自我修复环境，可加快皮肤血流速度，帮助排出渗出物，促进皮肤的新陈代谢，补充丢失脱落的表皮细胞，促进受损的细胞再生修复；还可通过舒张局部血管，加快血流速度，改善放疗后的血液循环障碍，减轻水肿，加快渗出物的排出，促进损伤组织的愈合；还可升高白细胞介素-1的浓度和降低白细胞介素-6的浓度，刺激成纤维细胞的增生，增加胶原的合成。将三乙醇胺乳膏涂抹在放射野皮肤，轻轻按摩使药物渗入皮肤，每日2次，从放疗第一天开始使用直至放疗结束。需注意的是：在放疗前4小时停用三乙醇胺乳膏，清洗掉药物之后再行放疗。保持放射野皮肤清洁、干燥，防止湿性反应。选用全棉、柔软的内衣，避免粗糙衣物摩擦。放射野皮肤可用温水和软毛巾轻轻沾洗，但不可用力擦搓，避免冷热刺激，禁用肥皂等刺激性强的洗涤用品或热水浸浴；不可涂酒精、碘酊等刺激性药物及含金属制剂；禁贴胶布；禁止剃毛发，宜用电动剃须刀，防止刮伤皮肤造成感染。勤剪指甲，局部瘙痒时不可搔抓，皮肤脱屑时切忌用手撕剥，防止抓破皮肤造成感染。外出时防止日光直接照射和风吹。保持放射野标记清晰，如模糊，应及时找医生描画。

随着放疗剂量的增加，局部皮肤发生感染或破溃时，遵医嘱酌情暂停放疗，可喷洒成纤维细胞生长因子，成纤维细胞生长因子可以提供组织再生和修复的基础，促进鳞状上皮细胞、血管内皮细胞等多种细胞的生长，加速创面愈合的速度。同时它还能促进上皮细胞、中性粒细胞、成纤维细胞等多种细胞向创面迁移，预防感染，提高上皮细胞再生度和连续性，预防和减少瘢痕形成，提高创面修复质量。对于局部摩擦引起的创面，可用医用创面愈合材料覆盖，每2~3日一次。

（4）放疗并发症的防护：主要表现为声嘶、咽下疼痛、吞咽困难、口干、味觉改变、体重减轻等症状。喉癌晚期放疗最常见的并发症是喉头水肿、喉软骨炎和喉软骨坏死。护士应密切观察患者病情变化，指导患者多饮水，禁烟、酒，进食清淡温凉饮食，避免用声。尽量减少与患者的语言交流，改用纸笔交流。并注意观察患者的呼吸情况，指导患者有效咳痰，保持呼吸道通畅，床边备好吸痰装置。放疗期间易出现咽部疼痛和充血、喉头水肿或痰液黏稠，可用生理盐水3~5 mL加庆大霉素1支、α-糜蛋白酶或沐舒坦（盐酸氨溴索）1支行雾化吸入，每日2次，严重时每日可行2~3次。必要时可静脉滴注抗炎药物、维生素和激素类药物。喉头水肿多于放疗后3个月内消退，对超过半年仍不消退或逐渐加重者应注意有局部残存、复发或早期喉软骨坏死的危险。对颜面部水肿患者，嘱其抬高头颈部以减轻水肿，促进淋巴液回流，必要时给予利尿和抗感染治疗。

（5）语言康复护理：是喉全切除术后患者的重要康复内容。由于喉部手术后失去发音器官，又因气道的改变，患者难以适应。可帮助患者进行食管语言训练、安装人工发音装置和进行发声重建手术，帮助患者重建发音功能。①食管语言训练。喉全切除术后由于解剖部位的差异，患者可出现口腔音、咽音和食管音三种语言声音类型。而食管音则是全喉切除术后患者能发出的最好的声音。发食管音的生理过程分为两个阶段，一是空气进入食管阶段；二是食管壁肌肉收缩，使空气振动形成排气发声的阶段。训练食管音是全喉切除术后患者最方便、最自然、最好的语言康复方法，经济适用。但并不是每个患者都能训练成功。②安装人工发音装置。人工喉是一种人造的发音装置，代替声带的振动发出声音，再通过构语器官形成语言。根据声音传送形式分为经口传声和颈部传声两种。经口人工喉已经由气动人工喉发展为电子人工喉，可获得 3 m 以上距离的清晰的发音效果。③发声重建手术。又称食管气管发音。近年来国内外进行了多种气管食管造口发声重建术和气管食管造口安装单向阀门发音管。既可与全喉切除术一起完成，也可在术后恢复一段时间，施行二次手术，使语言功能得以康复，提高生活质量。对全喉切除术后的患者，应及时进行鼓励、诱导，使他们树立信心，将心理治疗和语言康复相结合，积极配合治疗和训练。可指导患者去专业机构加强语言康复功能训练。

【观察重点】

1. 患者的饮食及营养。
2. 患者的心理变化。
3. 患者的呼吸状态。
4. 患者血常规的变化。
5. 患者的放射性口腔炎。
6. 患者的放射性皮炎。
7. 患者的放射性咽喉炎。

【健康指导】

1. 指导患者注意保护喉咙，避免说话过多产生疲劳，多采用其他方式进行交流。

2. 指导患者或其家属学会清洗、消毒和更换气管内套管。嘱患者保持造口清洁、干燥，及时清理分泌物。外出或淋浴时注意保护造口，防止异物吸入。室内保持一定的湿度。

3. 由于长期戴有气管套管者喉反射功能降低，应嘱患者将痰液及脱落的坏死组织及时吐出，以防止吸入性肺炎发生。

4. 湿化气道，预防痂皮。根据情况定时向气道内滴入抗生素湿化液，嘱患者多饮水，以稀释痰液，防止痰液干燥结痂。

5. 帮助患者适应自己的形象改变，鼓励其面对现实，照镜子观察自己的造口；教患者一些遮盖缺陷的技巧，如自制围巾、饰品遮掩造口等，保持自我形象整洁等。为了保持呼吸道通畅，勿穿高领毛衫。

6. 加强锻炼，增强抵抗力，注意保暖，避免到公共场所，防止上呼吸道感染；禁止游泳，淋浴时防止污物进入气管造口，引起吸入性肺炎。

7. 禁烟、酒和刺激性食物，保持大便通畅。

8. 合理饮食，加强营养。

9. 发现出血、呼吸困难、造口有新生物或颈部扪及肿块，应及时到医院就诊。定期随诊，治疗结束后第 1~2 年内每 3 个月复查一次。

第四节　颅内肿瘤放疗的护理

【常见病因】

颅内肿瘤的病因目前尚不完全清楚。大量研究表明，细胞染色体上存在癌基因加上各种后天诱因可使其发生。可能诱因有生物因素、物理和化学因素及遗传因素等。

【临床表现】

（一）颅内压增高的症状和体征

头痛、呕吐和视神经乳头水肿为颅内压增高的三主征。脑瘤患者中有颅内压增高症状者占 90%以上。

（1）头痛：头痛多位于前额及颞部，开始为阵发性头痛渐进性加重，后期为持续性头痛阵发性加剧，早晨头痛更重，间歇期正常。颅后窝肿瘤可致枕颈部疼痛并向眼眶放射。老年人因脑萎缩、反应迟钝等原因头痛症状出现较晚。幼儿因颅缝未闭或颅缝分离可无明显头痛。

（2）呕吐：呕吐呈喷射性，多伴有恶心。由于呕吐中枢、前庭、迷走神经受到刺激，故幕下肿瘤出现呕吐要比幕上肿瘤早而且严重。

（3）视神经乳头水肿：是颅内高压的重要客观体征。幕下及中线部位的肿瘤视神经乳头水肿出现早，幕上良性肿瘤出现较晚，部分患者可无视神经乳头水肿。

（4）其他症状：还可出现头晕、复视、视力减退、一过性黑蒙、猝倒、意识障碍、精神不安或淡漠、大小便失禁、血压增高及脉搏徐缓等症状。这些症状常呈进行性加重。

（二）局灶性症状和体征

局灶性症状是指脑肿瘤引起的局部神经功能紊乱。有两种类型，一种是正常神经组织受到挤压和破坏而导致的功能丧失，即麻痹症状，如感觉障碍、偏瘫、失语等；另一种类型是刺激性症状，如疼痛、癫痫、肌肉抽搐等。这些症状主要取决于肿瘤生长的部位，因此可以根据患者的首发症状或体征做出肿瘤的定位诊断。

1. 大脑半球肿瘤的临床症状：肿瘤位于半球的不同部位可产生不同定位症状和体征。大脑半球功能区附近的肿瘤早期可出现局部刺激症状，晚期可出现破坏性症状。

（1）精神症状：常见于额叶肿瘤，多表现为个性改变和痴呆。

（2）癫痫发作：额叶肿瘤较易出现，其次为颞叶、顶叶肿瘤。包括全身大发作和局限性发作。

（3）运动障碍：症状为肿瘤对侧肢体肌力减弱或呈上运动神经元完全性瘫痪。

（4）感觉障碍：为顶叶肿瘤的常见症状，表现为图形觉、肿瘤对侧肢体的位置觉、两点分辨觉、质料觉、实体觉的障碍。

（5）失语症：见于优势大脑半球肿瘤，分为运动性失语、混合性失语、命名性失语和感觉性失语。

（6）视野改变：枕叶及颞叶深部肿瘤因累及视辐射，表现为对侧同象限性视野缺损或对侧同向性偏盲。

2. 蝶鞍区肿瘤的临床症状：早期即出现视力、视野改变及内分泌功能紊乱等症状，颅内压增高症状较少见。

（1）视力和视野改变：肿瘤向蝶鞍区上发展压迫视交叉引起视力减退及视野缺损，可因肿瘤的生长方式、大小及疾病进展而有不同的临床表现。眼底检查可显示原发性视神经萎缩。

（2）内分泌功能紊乱：泌乳素分泌过盛，女性表现为月经周期延长或闭经、泌乳和不孕，男性表现为性功能减退。生长激素分泌过盛在儿童时期可导致巨人症，在成人时期表现为肢端肥大症。

3. 颅后窝肿瘤的临床症状：

（1）小脑半球肿瘤：主要表现为患侧肢体协调动作障碍，可出现患侧肌张力减低、腱反射迟钝、眼球震颤、易向患侧倾倒、爆破性语言等。

（2）小脑蚓部肿瘤：主要表现为躯干性共济失调和下肢远端的共济失调，行走时步态不稳，行走不能，站立时向后倾倒。

（3）脑干肿瘤：临床表现为交叉性麻痹。如延髓病变，可出现同侧舌肌麻痹、咽喉麻痹、伸舌不能、味觉消失；中脑病变，表现为病变侧动眼神经麻痹；脑桥病变，可表现为病变侧眼球外展及面肌麻痹、同侧面部感觉障碍以及听觉障碍等。

（4）脑桥小脑角肿瘤：主要表现为患侧耳鸣、眩晕、进行性听力减退。

4. 松果体区肿瘤的临床症状：

（1）四叠体受压征：包括瞳孔反应障碍、垂直凝视麻痹和耳鸣、耳聋，是其特征性体征。

（2）两侧锥体束征：包括尿崩症、嗜睡、肥胖、全身发育停顿，男性可见性早熟。

【辅助检查】

1. 颅脑 CT：是当前对颅内肿瘤诊断最有价值的诊断方法。CT 主要通过肿瘤组织形成的异常密度区及间接征象来判断，肿瘤组织密度与周围正常组织对比有低、中、高三种密度。静脉注射造影剂后可使颅内结构的密度反差更明显，从而使图像更加清晰。

2. MRI：MRI 对不同组织和结构的细微分辨能力远超 CT，并可用于颅骨伪影所致CT检查受限者及由于对碘过敏不能做CT检查的患者，且具有无X线辐射、可多层面扫描重建、对比度高等优点。

3. X线检查：神经系统的X线检查包括脑血管造影、头颅平片等。脑血管造影主要用于诊断血管性病变及肿瘤供血情况。头颅平片对听神经瘤、垂体腺瘤、颅咽管瘤等有一定的辅助诊断价值。

4. 正电子发射断层扫描（PET）：肿瘤组织糖酵解程度高，PET技术通过测定组织的糖酵解程度来区分正常组织和肿瘤组织，进一步了解肿瘤的恶性程度。

5. 脑电图和脑电地形图检查：对大脑半球凸面肿瘤或病灶有很高的定位价值，对中线、半球深部和幕下的肿瘤诊断困难。

6. 活检：肿瘤定性诊断困难，影响选择治疗方法时，可取活组织行组织学检查确诊，指导治疗。

【治疗原则】

颅内肿瘤的治疗可采用手术治疗、化疗、放疗、分子靶向治疗及免疫治疗等方法。目前，综合治疗对大部分中枢神经系统肿瘤来讲，是较为合适的治疗方案。

1. 手术治疗：是最直接、最有效的方法。包括肿瘤切除、外减压术、内减压术和脑脊液分流术等。

2. 放疗：适用于颅内肿瘤位于重要功能区或部位深不宜手术者，或患者全身情况不允许手术切除及对放疗较敏感的患者。

3. 化疗：恶性肿瘤，特别是转移瘤和胶质瘤，术后可行放疗和化疗。由于血脑屏障的存在，化疗药物应与减弱血脑屏障的药物联合应用。化疗过程中也应注意颅内压增高、肿瘤坏死出血征象及其他副作用，同时辅用降低颅内压的药物。

4. 综合治疗：以上两种或两种以上治疗方法联合应用。

5. 其他治疗：基因治疗、免疫治疗、靶向治疗等。

【护理措施】

（一）放疗前护理

1. 心理准备：

（1）健康教育：介绍放疗相关知识，使患者消除焦虑和恐惧心理，积极配合治疗。

（2）向患者发放有关放疗知识的宣教手册。

2. 身体准备：摘除金属物品、洁齿、理发、评估全身状况。

（二）放疗期间护理

1. 皮肤护理：保持放射野皮肤清洁、干燥，告知患者局部皮肤避免搔抓，避免刺激，禁用碘酊、酒精、胶布，忌用皂类擦洗，夏天外出可戴透气性好的太阳帽或打遮阳伞，防止日光直接照射皮肤引起损伤。禁止洗头，一般放疗结束后至少一个月才能洗头。

2. 口腔护理：放疗期间保持口腔卫生，积极防治放射性口腔炎。加强口腔护理，每日用软毛牙刷刷牙，每次进食后用清水漱口。放疗期间以及放疗后 2~3 年禁止拔牙。激素治疗亦会引起口腔溃疡、口腔白色念珠菌感染，可使用碳酸氢钠溶液漱口，制霉菌素 2 片，用水溶化后含漱，每日 3 次。必要时给予口腔护理，每日 2 次。

3. 血象监测：每周查一次血常规，白细胞低于 $3\times10^9/L$，血小板低于 $70\times10^9/L$ 时，暂停放疗，同时应用升白细胞及血小板药物，注意观察用药后反应；指导患者多吃升全血食物，如动物肝脏、瘦肉、豆制品、菠菜等。白细胞降低时，应减少探视，避免去公共场所，室内经常开窗通风。血小板降低时，则做好预防出血的护理措施。

4. 饮食护理：鼓励患者多食新鲜水果和蔬菜，以及高蛋白、高维生素、清淡易消化的食物，保持大便通畅，防止大便干结、排便困难而引起颅内压增高。

5. 心理护理：加强护患沟通，及时发现患者的心理问题，采取个别宣教和集体宣教结合的形式，有针对性地适时宣教；通过板报宣传肿瘤防治知识，定期组织小讲座、公休座谈会，增加护-患、患-患交流的机会，介绍成功案例，鼓励患者增强战胜疾病的信心，顺利完成治疗。

6. 其他：密切观察放疗反应，如头痛、呕吐、视力改变等颅内压增高的表现，上述症状出现时及时通知医生处理。密切观察患者的生命体征、瞳孔变化，并准确记录。对高热、烦躁不安、昏迷、癫痫发作甚至发生脑疝的患者应及时抢救，保持呼吸道通畅，防止并发症。

【观察重点】

重点观察颅内压增高的症状、生命体征和瞳孔的变化。

【健康教育】

1. 注意营养均衡，多吃蔬菜、水果、粗纤维食物及易消化的食物，多饮水，保持大便通畅。

2. 注意休息，避免重体力劳动。适当参加体育锻炼，多做手指运动。保持心情舒畅，避免情绪波动。

3. 放疗患者出院后一个月内应注意保护放射野皮肤。

4. 注意观察有无反射性晚期毒性反应，如局部损伤、坏死出现，视神经炎，垂体功能低下；有无认知、识别能力障碍；有无脑白质病症状，如肢体无力、麻木、瘫痪，视力障碍，精神障碍等。如有不适，及时就诊。

5. 部分患者出院后仍需继续口服替莫唑胺，要遵医嘱按时间、按疗程用药。

6. 定期复查。

第五节　食管癌放疗的护理

食管癌是人类最常见的恶性肿瘤之一，我国是食管癌的高发国家，每年新发病例超过 15 万人，占世界各国食管癌新发病例总数一半以上。我国食管癌死亡率为 15.23/10 万，每年约 19 万人死于食管癌。食管癌的发病率和死亡率有明显的地域性和性别差异。

食管癌是发生于食管黏膜交界部位鳞状上皮的恶性肿瘤，以进行性吞咽困难为其最典型的临床症状。在我国，90%的食管癌为鳞癌，腺癌约占 7%，少见的病理分型为小细胞癌、平滑肌肉瘤、未分化癌等。食管癌在食管上、中、下三段均可发生，以中段最多见，下段次之，上段、较上段和颈段较少。

【常见病因】

食管癌的确切病因尚未完全明确，其发病因素极为复杂，流行病学调查表明，食管癌多发生在经济状况较差、较贫困的人群中。国内外大量调查研究发现，食管癌与饮食习惯、物理化学因素、局部黏膜损伤、环境及遗传因素有关。

1. 亚硝胺类：亚硝胺类化合物是一类公认的致癌性很强的化学物质，其前体包括硝酸盐、亚硝酸盐、二级或三级胺等，腌制和发霉的食物均含有亚硝胺类化合物。河南林州市是食管癌的高发区，该地区居民喜食腌制酸菜，这种酸菜中即含有亚硝酸盐，大量调查研究发现食用酸菜量和食管癌发病率成正比。

2. 食管慢性损伤：长期进食过热、过快及进食过粗、过硬和辛辣刺激性食物可引起食管黏膜损伤，导致增生性病变，也可能是致癌因素之一。吸烟、饮烈性酒与食管癌的发病有一定关系。各种长期不愈的食管炎可能是食管癌的癌前病变。

3. 真菌致癌因素：各种霉变食物均能产生致癌物质，食管真菌病可能是食管癌的癌前病变之一。用霉变食品可以诱发小鼠食管和胃的癌前病变或鳞状上皮癌，这类霉菌与亚硝胺促癌有协同作用。

4. 营养因素：大量研究表明，食管癌的发生与当地居民的膳食营养状况有密切关系，摄入动物蛋白不足和维生素 A、维生素 B、维生素 C 缺乏是食管癌高发区居民饮食的共同特点。食道癌高发区人群的血清钼、发钼、尿钼都低于正常。钼的缺乏可使土壤及植物中的硝酸盐增多，进而使植物中的硝酸盐积聚，在一定条件下会促进亚硝胺致癌物的生成。

5. 遗传因素：人群的易感性与遗传和环境条件有关。根据对食管癌高发区的调查，食管癌的发病率常表现出家族性聚集现象。

【临床表现】

1. 早期症状：症状多为非特异性，时隐时现，多数患者未给予重视。

（1）吞咽食物哽噎感：这种症状最多见，占 51%~63%。

（2）胸骨后疼痛：主要为胸背部沉闷痛、烧灼痛或针刺痛。

（3）食物通过食管缓慢或有滞留感：进食时，感觉食物下行缓慢或滞留，饮水时也有同样感觉。

（4）胸骨后不适或闷胀感。与食管癌早期的黏膜糜烂和浅溃疡有关。

（5）食管内异物感：有异物贴附在食管壁上的感觉。

（6）咽部干燥及紧缩感：部分患者常诉咽部干燥发紧，吞咽食物不顺。

（7）剑突下疼痛：多为烧灼样刺痛，轻重不等。下段食管癌还可引起剑突下或上腹部不适、呃逆、嗳气。

2. 中晚期症状：

（1）进行性吞咽困难：是食管癌最常见的典型临床症状。

（2）呕吐与反流：因食管梗阻，患者进食后常发生呕吐。大量黏液样痰积存于食管内引起反流、呛咳甚至吸入性肺炎。

（3）上消化道出血：常有呕血或黑便等临床表现。长期少量出血可致贫血；大量出血是因为肿瘤侵犯大血管特别是胸主动脉，可引起致死性出血。

（4）食管呼吸道瘘：以食管胸中段癌最常见，可引起咳嗽、发热、呼吸困难、咯血及肺部感染等症状。

（5）神经侵犯：肿瘤直接侵犯淋巴结或转移至淋巴结，压迫喉返神经，可致声音嘶哑；侵犯或压迫肋间神经，可引起胸背部持续性疼痛；侵犯膈神经，可引起呃逆及膈麻痹症状。

（6）消瘦：患者常因进食困难、营养不良等因素导致体重减轻。

3. 终末期表现：

（1）广泛转移：肝、腹腔转移可引起肝区不适、食欲不振、腹水、黄疸等症状；颈部及上纵隔淋巴结转移可引起上腔静脉阻塞综合征。

（2）恶液质：主要因食管梗阻导致重度营养不良及全身消耗所致，常伴有水、电解质紊乱。

【转移途径】

1. 直接播散与浸润：食管壁内直接扩散。因食管无浆膜层，食管癌很容易穿过疏松结缔组织直接浸润相邻器官。根据部位不同，它所累及的器官也不同。上段食管癌可浸润支气管形成食管气管瘘，也可侵及胸导管、奇静脉、肺门，少数病例癌组织侵及主动脉弓形成主动脉瘘，导致大出血死亡；

下段食管癌可侵及心包、膈肌、贲门及肝脏左叶。主动脉弹力膜对椎体黏膜浸润有一定抵御作用。一般认为直接扩散在上段癌最多、下段癌最少。

2. 淋巴结转移：食管的淋巴结转移较常见。上段食管癌可侵犯食管旁、喉后、颈深和锁骨上淋巴结，如出现声嘶，多由于转移淋巴结压迫喉返神经。中段食管癌常发生食管旁或肺门淋巴结转移，也可向上或向下转移。下段食管癌可侵犯心包旁及腹腔淋巴结，偶可向上转移至上纵隔或颈部锁骨上淋巴结，呈现“跳跃转移”现象。

3. 血行转移：多发生于晚期食管癌患者。常见转移部位有胃、肝、肺、肾、胸膜、腹膜、肾上腺及胰腺等。

【辅助检查】

1. X 线检查：食管 X 线钡餐检查是诊断食管癌特别是中、晚期食管癌既简便又实用的一种常规检查方法。主要表现为黏膜皱襞增粗、中断迂曲，管腔充盈缺损或狭窄，管腔舒张度变小，管壁僵硬、钡剂通过障碍及软组织肿块等，此检查可观察自颈部食管向下的全部食管。

2. CT 检查：CT 检查可作为 X 线钡餐造影的补充。有助于准确判断病变范围、制订正确的治疗方案。CT 检查食管癌时应重点观察食管壁的厚度、肿瘤外侵的范围及程度等。食管癌 CT 扫描能在横截面上显示肿瘤的最大左右径和前后径，肿瘤与食管管腔的关系以及肿瘤的最大浸润深度，特别是三维重建技术可清楚地显示病变段食管肿瘤与食管腔间的关系，以及肿瘤的大小和走向。

3. 食管内镜检查：电子纤维内镜已经广泛应用于食管癌的诊断。该检查可以直接观察肿瘤的大小、形态和部位，为临床医生提供治疗的依据，同时也可在直视下于病变部位做活检或镜刷检查，以确定诊断。对早期食管癌的检出率可达 95%。

4. 食管内镜超声检查：超声内镜具备内镜及超声的双重功能，既能够直接观察食管腔内的病变，并钳取病变组织做病理检查，又能够精确测定病变对食管壁的浸润深度，还可检出食管壁外异常肿大的淋巴结及明确肿瘤对周围器官的浸润情况。超声内镜检查对肿瘤分期、治疗方案的选择以及预后判断有重要意义。

5. 其他检查：PET-CT、B 超、食管脱落细胞学检查等。

【治疗原则】

食管癌治疗方法的选择要综合考虑病期、病灶部位和患者的全身情况。食管癌早期的治疗可以采用手术、综合治疗（放疗+手术、放疗+化疗+手术、化疗+手术、手术+放疗）、中医药治疗等多种治疗方式。早期食管癌手术治疗和放疗的疗效相仿。因此，选择手术或放疗均可。由于手术治疗的创伤大、并发症多，颈段和上胸段食管癌应首选放疗。食管癌放疗的适应证范围较宽，除了食管穿孔形成食管瘘，远处转移，明显恶液质，严重的心、肺、肝等疾病患者外，均可行放疗。但临床所见多为中、晚期患者，单一治疗疗效令人失望。目前临床大多选择综合治疗。

1. 放疗与手术的综合：术前放疗可杀灭亚临床灶，降低癌细胞活力，使病灶和周围组织的癌性粘连转变为纤维组织粘连，缩小肿瘤体积，有利于手术彻底切除，减少转移和局部复发的机会，且不会明显增加手术困难和术后并发症。术前放疗主要适用于肿瘤已有外侵，单纯手术切除有困难，但肿瘤部分退缩后可望切除的食管癌。术前放疗分为常规术前放疗和快速术前照射两种。常规术前放疗是术前照射40~50 Gy，休息3~4周以后手术。快速术前照射是术前3~7日内照射20~25 Gy，休息1周左右手术。快速术前照射法的主要优点是疗程短；缺点是肿瘤退缩不充分，对于已明显外侵的病例，难以有效提高切除率。主要适用于术前估计可以切除的病例。下列情况应予术后放疗：仅行探查术或姑息性切除后癌残留；切缘有浸润癌残留；切缘不够，疑有亚临床灶残留；术后病理检查证实有纵隔淋巴结转移且残留者。

2. 放疗与化疗的综合：由于单一治疗均未能在中、晚期食管癌的治疗中取得较理想的疗效，故综合治疗逐渐成为食管癌治疗中相当重要的一个部分。对于不能手术的食管癌患者，同期放化疗局部控制效果明显优于单纯放疗，且远处转移率降低，并能延长患者的生存期。目前对于N_1和$T_{3\sim4}$患者，采用术前同期放、化疗或根治性同期放、化疗已成为一个趋势。

【护理措施】

1. 饮食护理：

（1）鼓励患者摄入营养丰富的高维生素、高蛋白及高热量的饮食，进食营养价值高，所含必需氨基酸较齐全、配伍比例好的蛋白质，如蛋类、乳类、鱼类、动物的瘦肉，以及新鲜蔬菜和水果、大豆及其制品、花生、香菇、西红柿、柑橘等。对不能进食或严重梗阻的患者，应先行胃造瘘手术，以维持必需营养。

（2）出现哽噎感时，不要强行吞咽，否则会刺激局部癌组织，引起出血、扩散、转移和疼痛。

（3）为避免食物残渣阻塞食管，建议饮食以软烂的半流质饮食为主，餐前饮少量温开水润滑食管，注意细嚼慢咽，少食多餐；每日进食5~6顿，可选择粥、面条、馄饨、蒸鸡蛋、肉末、菜末、豆腐等，避免吃糯米团等黏性食物，以免黏滞在食管表面形成梗阻。

（4）食物以微温为宜，避免进食冷流食。因为食管狭窄的部位对冷食刺激十分敏感，容易发生痉挛，引起恶心、呕吐，以及疼痛和胀麻等感觉。

（5）忌食辛辣刺激性食物，因为这些食物同样能引起食管痉挛，产生不适。

（6）避免进食致癌食物。腌制食物中含有致癌的亚硝酸盐，发霉的米、面、花生等食物中含有致癌的黄曲霉素，熏烤的鱼、肉、香肠等食物中含有致癌的烟焦油，腐烂的蔬菜和水果中也含有致癌物质，要避免食用这些食物。

（7）进食或喝水时，身体坐直，头稍微前倾。进食后要坐或者站至少30分钟以利于消化。

（8）吞咽困难者，可嘱其进食后饮温水或淡盐水冲洗食管，以减轻炎症、黏膜水肿和吞咽困难等症状。

（9）对吞咽疼痛严重者，饭前服局部麻醉剂止痛以便于进食。

（10）对于完全不能进食的食管癌患者，应采取静脉营养治疗，以维持患者机体的需要。

2. 放疗的护理：

（1）放疗前向患者介绍治疗中的注意事项及有可能出现的不良反应，让患者做好心理准备，积极配合治疗，顺利完成治疗。

（2）饮食以软烂的半流质饮食为主。保持口腔清洁，每次进食后，饮少量温开水冲洗食管，减少食物滞留管腔，以减轻食管炎症和水肿反应。

（3）进微温、清淡的流质或半流质饮食。食物宜细、碎、软，避免进食多渣、过大、过硬、过热、辛辣刺激性食物。进食应细嚼慢咽，避免狼吞虎咽，以防对食管黏膜造成损伤。

（4）如出现咽喉严重疼痛，不能进食，可通过输液、饭前口服局部麻醉剂，甚至暂停放疗等方法缓解症状。

（5）对吞咽困难严重、进食后呕吐者，要密切观察呕吐物的性质、颜色，及时报告医生处理。

（6）密切观察病情，观察是否有转移或穿孔的症状，如胸背部疼痛加重、呛咳、发热、心率快、咯血、呕血等。发生穿孔可能是放疗中肿瘤的消退速度与正常组织修复速度不均衡所致。要做好心理护理，讲明原因，消除患者的顾虑，提高其战胜疾病的信心。

（7）放射性食管炎：大部分患者在放疗开始后 1~2 周（DT 20~30 Gy/10~15 次）会出现轻重不一的放射性食管炎，主要表现为吞咽疼痛，进食困难的症状较前有加重。或术后放疗患者出现吞咽梗阻的症状。主要原因是食管黏膜充血、水肿、渗出及糜烂。患者因为进食痛、胸骨痛及烧灼感等而不愿进食。这是一个反应过程，一般多为暂时现象，并非病情加重。随着肿瘤的消退和放疗的结束，反应会减轻或消退。首先应向患者解释这是放疗的常见反应，放疗 3 周后疼痛会缓解或消失，通过耐心交谈、印发书面材料和宣传页等多种形式，使患者掌握放疗过程中的有关知识。运用心理学知识，及时解除患者的焦虑、紧张和抑郁情绪；鼓励患者进食高热量、高蛋白、高维生素、低脂肪的半流质饮食来增加营养，少量多餐，饮食温度在 40 ℃左右。嘱患者进餐后散步或坐 30 分钟后再平卧休息，以减少食物反流。忌烟、酒，忌过咸、过硬、油炸、辛辣刺激性食物，防止骨头、鱼刺等损伤食管黏膜，多进食蜂蜜、绿豆水、红菇汤、香菇汤、水果汁等有利于组织的修复。对于吞咽疼痛剧烈不能进食者，饭前口服生理盐水 250 mL+2%利多卡因 15 mL+庆大霉素 16 万 U+地塞米松 10 mg 的混合液 20 mL，以减轻吞咽疼痛，利于进食。疼痛剧烈者，除给予上述处理外，可给予消炎痛（吲哚美辛）或布洛芬口服，伴有恶心、呕吐者，给予胃复安（甲氧氯普胺）等止呕。

（8）若食物梗阻于食管狭窄处，应及时报告医生处理。

（9）皮肤反应：放疗开始 2 周后，就会出现皮肤反应。皮肤反应分为干性反应和湿性反应。出现干性反应时，无须特殊治疗，穿柔软、宽大、吸水性强的棉质衣服或丝织衣服，保持局部皮肤清洁、干燥。照射部位发痒时，勿用手抓挠，以免造成皮肤损伤。禁用肥皂和对皮肤刺激性强的外用药物，外出时应局部遮挡，防止日光直接照射。若出现奇痒，局部可外用赛肤润、比亚芬、疮疡灵膏等。若出现湿性反应，局部可外用美诺佳（0.9% NaCl 凝胶）、龙血竭、贯新克（复方维生素 B_{12}溶液）等，以减轻局部炎症反应，促进皮肤愈合。用药后应充分暴露反应区皮肤，切勿覆盖或包扎。若出现皮肤色素沉着，不必做特别处理，放疗结束后皮肤会逐渐恢复。

（10）气管反应：多表现为刺激性干咳或者伴有血痰或血性泡沫，痰液不易咳出。首先应防止交叉感染，保证室内空气的清洁和流通，并定期进行消毒。按时开窗通风，保持室内空气新鲜。嘱患者注意保暖，避免同时开启门窗使空气对流。轻者无须处理，或对症治疗，如静脉给予盐酸氨溴索化痰或行雾化吸入。鼓励患者多饮水，对多痰患者，应及时吸痰，需要时可遵医嘱使用止咳药物，适当使用抗生素和支气管扩张剂。

【观察重点】

1. 患者的营养及饮食状况的变化。

2. 患者的放射性肺炎症状，如胸闷、咳嗽、咳痰、呼吸困难的发生及变化。

3. 患者是否有食管穿孔的临床表现，如胸骨后疼痛、脉速、高热、出血等变化。

4. 患者放射野皮肤的变化。

5. 患者的心理变化。

6. 患者吞咽情况的变化。

【健康指导】

1. 保持乐观情绪，生活规律，改变不良的生活习惯，戒烟酒。

2. 保持口腔卫生，每日早晚刷牙，养成饭前饭后漱口等良好习惯。

3. 饮食均衡，选择易于吞咽的食物，吃软烂、半流质或流质饮食，切碎或嚼碎食物，细嚼慢咽，少食多餐（每次吃少量食物易于消化），每天可以吃 5~6 顿。忌食辛辣刺激性、过烫、过冷、干硬、粗糙的食物，少食或不食霉变、腌制的食物。选择高热量、高蛋白的食物和饮料。如果出现吞咽困难，患者会很快消瘦。放疗期间保持体重是很重要的，高热量、高蛋白食物可以帮助患者维持体重不变。

4. 每次进食后饮少量温开水冲洗食管，以减轻炎症和水肿。

5. 保持放射野皮肤清洁、干燥，床铺要清洁、干燥、柔软、舒适。适宜穿柔软、宽松、棉质的开襟内衣，避免放射野皮肤摩擦、受压。不要接触过热或过凉的物品，不要使用热水袋、冰块，可以用温水淋浴，但要确保不把放疗用的标记线洗掉。放射野皮肤不要粘贴胶布、创可贴，使用绷带等。避免放射野皮肤接触阳光，即使阴天或仅在室外待几分钟，紫外线也会伤到皮肤，引起皮肤红、痒、胀等。勤剪指甲，勿用手抓挠放射野皮肤，也不要在放射野皮肤乱涂药物。当放射野皮肤出现结痂、脱皮时，禁用手撕脱，以免感染溃烂。

6. 保持放射野标记清晰，如标记模糊，及时找主管医生描画。

7. 如发生食管穿孔，要向患者讲明禁食、水的重要性，提高患者的依从性。必要时行鼻饲或胃造瘘。

8. 保证充分的睡眠，适量进行体育锻炼，如慢跑、散步、太极拳等，注意劳逸结合。

9. 多数患者的放疗后梗阻问题是由于放疗引起放疗部位纤维化，使食管失去正常的弹性所致。在食管扩张性差、管腔狭窄的情况下，进食不小心，食物残渣很容易阻塞在狭窄部位。同时出现局部水肿。这种情况有以下特点：①多数发生很突然；②梗阻前能进半流质饮食或进流质饮食顺利；③梗阻后滴水不入；④梗阻明显与进食有关。处理：①输液进行消炎、消水肿治疗，多数情况下 3~7 天即可缓解；②如经上述处理无改善，可行食管镜检查。

10. 定期复查，如有异常，及时就诊。

第六节　胃癌放疗的护理

胃癌是我国最常见的恶性肿瘤之一。据 Parkin 等最新报道，2002 年全世界有近 10 万例胃癌新发病例，死亡病例近 7 万例。胃癌的流行病学有明显的地域差别，日本、中国、智利、欧洲为高发地区，而美国、澳大利亚、丹麦和新西兰发病率最低。在我国，西北地区和东南沿海地区发病率较高，广西、广东、贵州发病率低。

【常见病因】

1. 亚硝基化合物：亚硝酸盐主要来自食物中的硝酸盐，特别是在大量使用氮肥后的蔬菜中，硝酸盐的含量极高。硝酸盐进入胃中经硝酸盐还原酶阳性菌将其还原成亚硝酸盐。亚硝酸盐的含量与胃内硝酸盐还原酶阳性菌的数量呈正相关。据报道，低胃酸患者胃癌的发生率比正常胃酸者高 4.7 倍，这与胃内亚硝胺类化合物合成增多有关。

2. 幽门螺杆菌：幽门螺杆菌为带有鞭毛的革兰氏阴性菌，在胃黏膜中生长。幽门螺杆菌在发达国家人群中感染率低于发展中国家 30%~40%，在儿童期即可受到感染，如我国广东 1~5 岁儿童中，最高感染率可达 31%。幽门螺杆菌是胃黏膜肠上皮化生和异型性增生及癌变前期的主要危险因素。在正常胃黏膜中很少分离到幽门螺杆菌，而随胃黏膜病变加重，幽门螺杆菌感染率增高。

3. 遗传因素：胃癌在少数家族中显示有聚集性。在对胃癌患者的调查中发现，一级亲属患胃癌比例明显高于二级、三级亲属。血型与胃癌存在一定关系，A 型血人群患胃癌的比例高于一般人群。

4. 饮食因素：高浓度食盐可使胃黏膜屏障损伤，造成胃黏膜细胞水肿，腺体丢失。摄入亚硝基化合物的同时摄入高盐可增加胃癌诱发率，诱发时间也较短。新鲜蔬菜、水果有预防胃癌的保护性作用，尤其是含有巯基类的新鲜蔬菜，如大蒜、大葱、韭菜、洋葱和蒜苗等。

5. 其他因素：吸烟为胃癌的危险因素，吸烟量越大，患胃癌的危险性越高。烟雾中含有多种致癌物质，可溶于口腔唾液进入胃内。此外，吸烟者口腔中硫氰酸含量增高，可使经血液进入口腔的硝酸盐还原成亚硝酸盐。

6. 慢性疾患：胃腺瘤样息肉、慢性萎缩性胃炎、肠化生等以胃黏膜腺体萎缩、减少为主要特征，常伴有不同程度的肠上皮化生。

【病理分型】

1. 大体形态：胃癌因生长方式不同，大体形态各异。向胃腔内生长者，呈蕈伞样外观；有的沿胃壁向深层浸润很明显，呈弥漫性生长。Borrmann 分类主要根据肿瘤的外生性和内生性部分的相对比例来划分类型。侵至固有层以下的进展期胃癌分为 4 个类型：

（1）Ⅰ型：息肉样型。肿瘤主要向胃腔内生长，隆起明显，呈息肉状，基底较宽，境界较清楚，可有小的糜烂。在进展期胃癌中占3%~5%。

（2）Ⅱ型：局限溃疡型。肿瘤有较大溃疡形成，边缘隆起明显，境界比较清楚，向周围浸润不明显。占30%~40%。

（3）Ⅲ型：浸润溃疡型。肿瘤有较大溃疡形成，边缘部分隆起，部分被浸润破坏，境界不清，向周围浸润较明显，癌组织在黏膜下的浸润范围超过肉眼所见的肿瘤边界。约占半数。

（4）Ⅳ型：弥漫浸润型。呈弥漫性浸润生长，触摸时难以界定肿瘤边界。癌细胞的弥漫浸润及纤维组织增生，可导致胃壁增厚、僵硬，形成“革袋胃”。

2. 组织学分型　国内目前多采用世界卫生组织1990年的国际分类法，将胃癌分为腺癌（乳头状腺癌、管状腺癌、黏液腺癌、印戒细胞癌）及其他组织学类型（腺鳞癌、鳞癌、肝样腺癌、壁细胞样腺癌、绒毛膜上皮癌、未分化癌）。有研究显示，在全部胃癌中，高、中分化腺癌占43. 7%，低分化腺癌及印戒细胞癌占56. 3%。

3. 活检的病理诊断：胃癌活检病理诊断的准确率不可能达到100%。肿瘤的生长浸润方式（如主要在黏膜下浸润生长）、肿瘤所在部位（如穹隆部取材困难）、标本取材不当（如主要取到变形坏死组织）及病理漏诊（将高分化腺癌诊断为重度异型增生，或漏掉小的癌灶）都可能致假阴性。

胃癌的前体可分为两个类别：癌前状态和癌前病变。癌前状态是一种临床状态，由此可导致胃癌的发病率较正常人群增高；癌前病变是经过病理检查诊断的特定的组织学改变，可逐渐演变发展成胃癌。

【临床表现】

1. 症状：早期胃癌无特异性症状，甚至毫无症状。随着肿瘤的进展，影响胃的功能时才出现较明显的症状，但这种症状也并非胃癌所特有，常与胃炎、溃疡病等慢性胃部疾患症状相似。常见症状如下：

（1）胃部疼痛：是胃癌最常见的症状，即使是早期胃癌患者，除了少部分无症状的患者外，大部分均有胃部疼痛的症状。起初仅感上腹部不适，或有胀痛、沉重感，常被认为是胃炎、胃溃疡等，给予相应的治疗，症状也可暂时缓解。胃窦部胃癌可引起十二指肠功能改变，出现节律性疼痛，易被忽视，直至疼痛加重甚至出现黑便才引起重视，此时往往已是疾病的中、晚期，治疗效果不佳。

（2）食欲减退、消瘦、乏力：这也是一组常见又不特异的胃恶性肿瘤症状，有可能是胃癌的首发症状。很多患者在饱餐后出现饱胀、嗳气而自动限制饮食，体重逐渐减轻。

（3）恶心、呕吐：早期可仅有进食后饱胀和轻度恶心感，常因肿瘤引起梗阻或胃功能紊乱所致。贲门部肿瘤开始可出现进食不顺利感，以后随病情进展而发生吞咽困难及食物反流。胃窦部癌引起幽门梗阻时可呕吐有腐败气味的隔夜饮食。

（4）出血和黑便：早期胃癌有出血、黑便者约占20%。少量出血时仅有大便隐血阳性，当出血量较大时可有呕血及黑便。凡无胃病史的老年人出现黑便时必须警惕胃癌的可能。

（5）其他：患者可因为胃酸缺乏、胃排空加快而出现腹泻或便秘及下腹部不适。胃癌血行转移多发生于晚期，以转移至肝、肺最为多见。在腹腔种植转移中，女性患者易转移至卵巢，称为Krukenberg瘤。

2. 体征：一般胃癌尤其是早期胃癌常无明显体征，可有上腹部深压痛，有时伴有轻度肌抵触感。上腹部肿块、直肠前触及肿物、脐部肿块、锁骨上淋巴结肿大等均是胃癌晚期或已出现转移的体征。

【诊断】

胃癌的诊断和治疗需要多学科专家（肿瘤放射科专家、肿瘤外科专家、肿瘤内科专家、营养学专家及内镜专家）共同参与。

1. X线检查：主要用于观察胃腔在钡剂充盈下的自然伸展状态、胃的大体形态与位置的变化、胃壁的柔软度及获得病变的隆起高度等，有充盈法、黏膜法、压迫法、双对比法和薄层法。

2. CT诊断：

（1）胃壁增厚：癌肿沿胃壁浸润造成胃壁增厚，增厚的胃壁可为局限性或弥漫性。根据癌肿浸润深度不同，浆膜面可光滑或不光滑，但黏膜面均显示不同程度的凹凸不平是胃癌的特点之一。

（2）腔内肿块：癌肿向胃腔内生长，形成突起在胃腔内的肿块。肿块可为孤立的隆起，也可为增厚的胃壁在胃腔内明显突出的一部分。肿块的表面不光滑，可呈分叶、结节或菜花状，表面可伴有溃疡。

（3）溃疡：CT 图像可以更好地显示胃癌腔内形成的溃疡。溃疡所形成的凹陷的边缘不规则，底部多不光滑，周边的胃壁增厚较明显，并向胃腔内突出。

（4）环堤：环堤表现为环绕癌性溃疡周围的堤状隆起。环堤的外缘可锐利或不清楚。

（5）胃腔狭窄：CT 表现为胃壁增厚基础上的胃腔狭窄，狭窄的胃腔边缘较为僵硬并不规则，多呈非对称性向心狭窄，伴周围环形非对称性胃壁增厚。

（6）黏膜皱襞改变：黏膜皱襞在 CT 横断面图像上表现为类似小山嵴状的黏膜面突起，连续层面显示嵴状隆起间距和形态出现变化，间距的逐渐变窄、融合、消失标志着黏膜皱襞的集中、中断和破坏等改变。

女性患者需要进行盆腔 CT 扫描。

3. 内镜诊断：

（1）早期胃癌：癌组织浸润深度仅限于黏膜层或黏膜下层，而不论有无淋巴结转移，也不论癌灶面积。符合以上条件，癌灶面积 5.1～10 mm^2 为小胃癌，小于 5 mm^2 为微小胃癌。原位癌是指癌灶仅限于腺管内，未突破腺管基底膜的癌。

（2）进展期胃癌：癌组织已侵入胃壁肌层、浆膜层或浆膜外，不论癌灶大小或有无转移均称为进展期胃癌。

（3）内镜下直视活检及细胞学检查：

1）活检：活检是确诊胃癌的必要手段，依靠活检可明确病理类型。早期胃癌胃镜结合活检确诊率可达 95%，进展期胃癌可达 90%。

2）细胞学检查：胃镜直视下做细胞学检查，可与活检结果互相验证，收取细胞在活检后进行。

4. 超声诊断：应用水充盈胃腔法及超声显像液，超声图像可显示胃壁蠕动状况。在 X 线及内镜的定位下，超声图像可以显示肿瘤的大小、形态、内部结构、生长方式、癌变范围。

5. 实验室检查：对胃癌较早诊断有意义的检查是大便隐血试验。

【治疗原则】

1. 胃癌的治疗原则：术前行分期性检查，包括纤维内镜、腹部 CT（女性患者盆腔 CT）、B 超、胸部 X 线检查等，根据检查结果，可考虑如下治疗原则：

（1）无远处转移的患者：临床评价为可手术切除的，首选手术治疗。对有高危因素如低分化腺癌、脉管瘤栓、年轻（<35 岁）的患者应行术后含 5-氟尿嘧啶（5-FU）方案的化疗或同步放、化疗。任何有淋巴结转移及局部晚期的患者，均应在术后进行放、化疗。

临床评价为不可手术切除的，可行放疗同时行 5-FU 增敏。治疗结束后评价疗效，如肿瘤完全或大部分缓解，可观察，对合适的患者行手术切除；如肿瘤残存或出现远处转移，考虑全身化疗，不能耐受化疗的，给予最好的支持治疗。

（2）有远处转移的患者：考虑以全身化疗为主，或参加临床试验。不能耐受化疗的，给予最好的支持治疗。

2. 外科手术：手术方式分为内镜下黏膜切除术、腹腔镜下胃改良切除术、胃癌的根治性切除术、联合脏器切除术、姑息性手术。

3. 化疗：迄今为止，胃癌的治疗仍以手术治疗为主，但是多数患者仅通过手术难以治愈。化疗在胃癌的治疗中占有重要地位，分为以下三种：

（1）术后辅助化疗：由于单纯的手术治疗疗效欠佳，且不少有效的化疗药物或联合化疗方案对胃癌的有效率常可达 40% 以上，因此，可以应用术后辅助化疗处理根治术后可能存在的转移灶，以达到防止复发、提高疗效的目的。有效的化疗药物仍以 5-FU（或卡培他滨）+亚叶酸钙（LV）为主。

（2）术前新辅助化疗：一般用于局部分期较晚的病例，该类患者不论能否手术切除，都有较高的局部复发率。术前化疗的目的是降低期别，便于切除及减少术后复发。常用的联合化疗方案有 FUP 方案（5-FU+顺铂）、PDF 方案（紫杉醇+顺铂+5-FU）、FOX4 方案（奥沙利铂+顺铂+亚叶酸钙）。

（3）晚期或转移性胃癌的化疗：晚期胃癌不可治愈，但是化疗对有症状的患者有姑息性治疗效果。有几种单药对晚期胃癌有肯定的疗效，这些药物包括5-FU、丝裂霉素、依托泊苷和顺铂。有几种新药及其联合方案对胃癌有治疗活性，包括紫杉醇、多西他赛、伊立替康、表柔比星、奥沙利铂注射剂，以及口服依托泊苷和优福定（尿嘧啶和替加氟的复合物）。近年来常用的化疗方案有FAM（5-FU、多柔比星、丝裂霉素）、ECF（表柔比星、顺铂、5-FU）、ECF（表柔比星、顺铂、5-FU）等。

（4）腹腔内化疗：绝大多数胃癌手术失败的病例均因腹膜或区域淋巴结等的腹腔内复发，现已知在浆膜有浸润的胃癌病例常可在腹腔内找到游离的癌细胞，甚至有报道浸润性胃癌病例腹腔内游离的癌细胞阳性率可达75%。对病期较晚且已切除的胃癌病例，在术中进行腹腔温热灌注化疗，有可能提高疗效。

4. 放疗：包括术前、术后或姑息性放疗，是胃癌治疗中的一部分。外照射与5-FU联合应用于局部无法切除的胃癌的姑息性治疗时，可以提高生存率。使用三维适形放疗和非常规放射野照射，可以精确地对高危靶区进行照射且剂量分布更加均匀。

5. 最佳支持治疗：目的是预防、降低和减轻患者的痛苦并改善其生活质量，是晚期及转移性胃癌患者完整治疗中的一部分。缓解晚期胃癌患者症状的治疗包括内镜下放置自扩性金属支架（SEMS）缓解食管梗阻症状，手术、外照射、内镜治疗可能对出血患者有效。疼痛控制可使用放疗或镇痛剂。

胃癌的预后取决于诊断时的肿瘤分期情况。国内胃癌根治术的5年生存率在30%。

约有50%的患者在诊断时胃癌已经超过了局部范围，近70%~80%的胃癌切除标本中可以发现局部淋巴结转移。因此，晚期胃癌在临床更为常见。局部晚期和转移性胃食管癌的不良预后因素包括体力状况（PS）评分不良（≥2）、肝转移、腹腔转移和碱性磷酸酶≥100U/L。

【护理措施】

1. 放疗前的护理：

（1）告知患者在模拟定位和治疗前3小时不要饱食。可使用口服或静脉造影剂进行CT模拟定位。

（2）胃的周围有对射线敏感的肾、肝、脾、小肠等器官，放疗前，技术人员应精确摆位，最好使用固定装置，以保证摆位的可重复性。指导患者采用仰卧位进行模拟定位和治疗。

（3）放疗中使用定制的挡块来减少正常组织不必要的照射剂量，包括肝脏（60%肝脏<30 Gy）、肾脏（至少一侧肾脏<20 Gy）、脊髓（<45 Gy）、心脏（<50 Gy，尽量降低肺和左心室的剂量，并使左心室的剂量降到最低）。指导患者稳定体位，以避免射线对周围组织和器官的损伤。放疗中需要暴露受照部位，需注意为患者肩部及上肢保暖，防止受凉。

2. 饮食护理：饮食以软烂的半流质或流质为主，如各种粥、面条、馄饨、蒸鸡蛋、肉末、菜末、豆腐等，每日进食 5~6 顿或 7~8 顿，注意细嚼慢咽。多食新鲜蔬菜、水果，食物多样，粗细搭配。吃适量的鱼、禽、蛋和瘦肉，注意饮食卫生。少食油炸、熏烤、腌制、辛辣刺激的食物，多饮水，每天 2 000~3 000 mL。禁忌吸烟，禁忌食用加工肉制品和霉变食物，禁忌偏食和暴饮暴食，禁忌狼吞虎咽，禁忌食用不洁瓜果。鼓励患者进食富含维生素 B_{12}和铁、钙的食物。放疗后 1~2 小时，患者可能会出现恶心、呕吐等不良反应，告知患者这是由于射线致使胃黏膜充血、水肿所致。指导患者放疗前避免进食，以减轻可能发生的消化道反应。

3. 皮肤护理：

（1）保持放射野皮肤清洁、干燥，禁湿敷、热敷及涂抹有刺激性的药膏，避免暴晒和过冷；衣服要柔软，避免粗糙衣物摩擦；放射野皮肤可用温水和柔软毛巾轻轻沾洗，禁用肥皂擦洗或热水浸浴，避免冷热刺激；勤剪指甲，禁忌搔抓，避免外伤；皮肤脱屑时，切忌用手撕剥；照射区皮肤的毛发可用电动剃须刀刮，防止损伤皮肤造成感染；保持放射野标记清晰，如模糊，应及时找医生描画。

（2）皮肤干性反应的处理：无须特殊治疗，穿宽大、柔软的衣服，保持局部清洁、干燥，勿用手抓挠，以免造成皮肤损伤。若出现奇痒时，局部可使用冰片、疮疡灵膏等。

（3）皮肤湿性反应的处理：局部外用富林蜜凝胶、美诺佳、贯新克（复方维生素 B_{12}溶液）等，可减轻局部炎症反应，促进皮肤愈合。用药后应充分暴露反应区皮肤，切勿覆盖或包扎。出现皮肤色素沉着，不必做特别处理，放疗结束后皮肤会逐渐恢复。

4. 放疗并发症的护理：

（1）放射性胃炎的护理：遵医嘱预防性使用止吐剂和保护胃黏膜的药物。食欲减退、恶心、呕吐及腹痛常发生于放疗后数日，对症处理即可缓解，一般患者可以耐受，不影响放疗进行。

（2）放射性小肠炎的护理：多发生于放疗中或放疗后，可表现为高位不完全性肠梗阻。由于肠黏膜细胞早期更新受到抑制，导致小动脉壁肿胀、闭塞，引起肠壁缺血、黏膜糜烂。晚期肠壁纤维化，肠腔狭窄或穿孔，腹腔内形成脓肿、瘘管和肠粘连等。主要护理措施为遵医嘱给予解痉剂及止痛剂，给予清淡、易消化饮食。

（3）其他并发症的护理：胃癌放疗还可出现穿孔、出血与放射性胰腺炎，放疗期间应注意观察有无剧烈腹痛、腹胀、恶心、呕吐、呕血等表现。

5. 血常规监测：

（1）放疗期间每周查一次血常规。

（2）当白细胞低于 3×10^{9}/L、血小板低于 70×10^{9}/L 时，暂停放疗，同时应用升白细胞和升血小板药物，注意观察用药后反应。

（3）合理调整饮食，多吃一些动物肝脏、动物脊髓、瘦肉、豆制品、菠菜等，有助于血常规的恢复。

（4）白细胞降低时，抵抗力随之下降，容易感染，应减少探视，患者避免去公共场所，避免接触传染病患者，避免接触动物及其排泄物，室内禁止养花。

（5）经常开窗通风，保持室内空气清新。

【观察重点】

1. 患者的营养状况。
2. 患者血常规、体温的变化。
3. 患者剧烈腹痛、腹胀、恶心、呕吐、呕血等表现。
4. 患者放射野皮肤的变化。

【健康指导】

1. 注意饮食习惯：长期不良的饮食习惯很容易引起慢性胃病、胃溃疡甚至胃癌。经常吃过热的食物可破坏口腔和食管的黏膜，导致细胞癌变。吃饭快、食物咀嚼不细，易对消化道黏膜造成机械性损伤，产生慢性炎症；吃团块的食物易对贲门产生较强的机械刺激，久之会导致损伤甚至癌变。养成定时定量、细嚼慢咽的饮食习惯，避免进食生硬、过冷、过烫、过辣及油腻食物，戒烟、酒。少食含纤维较多的蔬菜、水果（橘子）或黏聚成团的食物（如糖葫芦、年糕、糯米饭、柿饼），以免发生肠梗阻。避免过浓、过甜、过咸的流质食物。宜进低糖、高蛋白饮食，餐时限制饮水喝汤。进餐后平卧 10~20 分钟，以预防倾倒综合征。维生素 C 具有较强的阻断亚硝基化合物的能力，β-胡萝卜素具有抗氧化能力，可以在小肠内转化成维生素 A，维持细胞生长和分化。可鼓励患者进食富含维生素 C 和 β-胡萝卜素的食品。

2. 积极治疗胃病和幽门螺杆菌感染：长期慢性胃炎和长期不愈的胃溃疡均要考虑幽门螺杆菌感染，要积极治疗。

3. 避免高盐饮食：食盐中的氯离子能损伤胃黏膜细胞，破坏胃黏膜和黏膜保护层，使胃黏膜易受到致癌物质攻击。因此要减少食盐的摄入量。

4. 避免进食污染的食物：我国胃癌高发区居民有食用储存的霉变食物的习惯，其胃液中真菌检出率明显高于低发区。

5. 多食牛奶、奶制品和富含蛋白质的食物：良好的饮食构成有助于降低胃癌发生的危险性。食物应多样化，避免偏食，在满足热量需要和丰富副食供应的基础上，增加蛋白质的摄入。

6. 经常食用富含维生素的新鲜蔬菜和水果：蔬菜和水果含有防癌的抗氧化剂，增加蔬菜和水果的摄入量可降低人类恶性肿瘤发生的危险性。食用黄绿色蔬菜可以明显降低胃癌的发生率。

7. 戒烟与戒酒：饮酒和吸烟具有协同致癌作用，使患胃癌的危险更大。

8. 告知患者慎用阿司匹林、保泰松、肾上腺皮质激素类药物，因可引起胃黏膜损伤。

9. 密切监测血清铁、钙水平。术后患者可口服补充铁剂，同时饮用酸性饮料如橙汁可以维持血清铁水平。

10. 出院指导：

（1）定期复查，如有不适，及时就诊。如出现下列情况随时就诊：上腹部不适、疼痛、恶心、呕吐、呕血、黑便、体重减轻、疲乏无力、食欲减退等。

（2）保持乐观情绪，劳逸结合，生活规律。

（3）科学合理地摄入营养，饮食搭配遵循“三高一低”的原则，即高维生素、高蛋白、高热量、低脂肪。禁烟、酒。

（4）保护放射野皮肤免受理化刺激，防止风吹雨淋、阳光暴晒，以免诱发放射性皮肤溃疡。

第七节　大肠癌放疗的护理

大肠癌（colorectal carcinoma）包括直肠癌（rectal carcinoma）和结肠癌（colon carcinoma），是我国常见的恶性肿瘤。从世界范围看，我国为大肠癌的低发地区，但大肠癌在我国的发病率呈上升趋势，尤其是结肠癌。大肠癌5年生存率在27%左右。

【常见病因】

大肠癌的流行病学研究显示，社会发展、生活方式改变及膳食结构与大肠癌有密切的关系。

1. 饮食因素：高脂肪、高蛋白、低纤维素饮食使患大肠癌的概率升高。大肠癌高发的美国人饮食中脂肪含量占总热量的41.8%，以饱和脂肪酸为主；日本人大肠癌发病率是美国人的1/2左右，其饮食中脂肪含量占总热量的12.2%，以不饱和脂肪酸为主。大量的流行病学分析表明，过多地摄入脂肪与能量可明显增加患大肠癌的危险性。煎炸食品中可能含有作用于结肠的致癌物；腌渍食品在制作过程中产生的致癌物使患大肠癌的危险性增高。

2. 遗传因素：遗传性家族性息肉病和大肠癌的发病密切相关。有大肠癌家族史者，死于大肠癌的风险比正常人高4倍。

3. 疾病因素：患慢性溃疡性结肠炎超过10年者，发生大肠癌的危险性较一般人群高4~20倍。出血性溃疡性结、直肠炎突变风险更大，病程超过10年者，有50%发展为癌。

4. 其他因素：胆囊切除后的患者，大肠癌特别是右半结肠癌发生率明显增加。输尿管乙状结肠吻合术后，患者大肠癌发生率比一般人群高100~500倍，多数发生于手术后20年左右，肿瘤多生长在吻合口附近。

【病理分型】

大肠癌发病部位的发病率从高到低依次为直肠、乙状结肠、盲肠、升结肠、降结肠及横结肠。

1. 大肠癌的大体类型：

（1）隆起型：表现为肿瘤的主体向肠腔内突出。肿瘤可呈结节状、息肉状或菜花状隆起，境界清楚，有蒂或广基。

（2）溃疡型：是最常见的大体类型。肿瘤中央形成较深溃疡，溃疡底部深达肌层或超过肌层。根据溃疡外形可分为两种亚型：局限溃疡型和浸润溃疡型。

（3）浸润型：此型肿瘤以向肠壁各层呈浸润性生长为特点。病灶处肠襞增厚，表面黏膜皱襞增粗、不规则或消失变平。

（4）胶样型：当肿瘤组织分泌大量黏液时，肿瘤剖面可呈半透明的胶状，称为胶样型。此类型见于黏液腺癌。

上述四种大体类型中，以溃疡型最为常见。大体类型与肿瘤发生的部位有一定关系。

右半结肠癌以隆起型及局限溃疡型多见；左半结肠癌以浸润型多见，且常导致肠管的环形狭窄。

2. 组织学分型：大肠癌的组织学分型国内外较为统一。我国参照 WHO 的大肠癌分型原则并结合国内的经验提出以下分型原则：

（1）来源于腺上皮的恶性肿瘤：

1）乳头状腺癌：肿瘤组织全部或大部分呈乳头状结构。在大肠癌中的发生率为0.8%~18.2%，平均为6.7%。

2）管状腺癌：是大肠癌中最常见的组织学类型，占全部大肠癌的66.9%~82.1%。根据癌细胞及腺管结构的分化及异型程度又分为高分化腺癌、中分化腺癌、低分化腺癌。

3）黏液腺癌：此型癌肿以癌细胞分泌大量黏液并形成“黏液湖”为特征。

4）印戒细胞癌：肿瘤由弥漫成片的印戒细胞构成，不形成腺管状结构。

5）未分化癌：癌细胞弥漫成片或呈团块状浸润性。未分化癌在大肠癌中占2%~3%。

6）腺鳞癌：此类肿瘤细胞中的腺癌与鳞癌成分混杂存在。

7）鳞状细胞癌：大肠癌中以鳞状细胞癌为主要成分者非常罕见。腺鳞癌和鳞癌在大肠癌中所占的比例均小于1%。

（2）类癌：类癌起源于神经嵴来源的神经内分泌细胞，在大肠癌中所占比例小于2%。

【临床表现】

1. 肿瘤出血引起的症状：

（1）便血：肿瘤表面与粪便摩擦后出血。低位大肠癌患者粪便干结，故便血较为常见。直肠癌患者便血最为多见；左半结肠癌患者其次；右半结肠癌患者大便尚处于半流动状态，故出血量相对较少，混于粪便后色泽改变，有时呈果酱状。

（2）贫血：长期失血超过机体代偿功能时可发生贫血。

2. 肿瘤阻塞引起的症状：因肿瘤部位肠蠕动增加而引起腹痛，肠管狭窄时可出现肠鸣、腹痛、腹胀、便秘、排便困难等。直肠病灶可引起大便变细、变形，进一步发展可导致部分甚至完全性肠梗阻。左半结肠癌肠腔相对较狭窄，以肠梗阻症状多见；右半结肠癌的临床特点是贫血、腹部包块、消瘦乏力，肠梗阻症状不明显。

3. 肿瘤继发炎症引起的症状：肿瘤本身可分泌黏液，当肿瘤继发炎症时，不仅粪便中黏液增加，还可出现排便次数增多及腹痛，肿瘤部位越低，症状越明显。

4. 其他症状：40%结肠癌患者在确诊时已可触及肿块。当腹部肿块伴有腹痛时，尤其是肿块压痛明显时，可能为肿瘤穿破肠壁全层引起肠周继发感染，或者穿孔后引起局限性脓肿或急腹症。直肠癌侵及肛管时可出现肛门疼痛，排便时加剧，易被误认为肛裂。

5. 肿瘤转移引起的症状：直肠癌广泛浸润盆腔时，可引起腰骶部坠胀感、坐骨神经痛、阴道出血或血尿等症状。癌肿侵及浆膜层，癌细胞可脱落进入腹腔，种植于腹膜面、膀胱直肠窝等部位，直肠指诊可触及种植结节。左锁骨上淋巴结转移为肿瘤晚期表现。

6. 肿瘤穿孔：肿瘤穿孔后，肠腔与腹腔相通，可引起弥漫性腹膜炎。

癌肿穿透邻近空腔脏器可形成肠瘘。例如，横结肠癌穿透胃、小肠，引起高位小肠结肠瘘，呕吐物可出现粪便样物；直肠癌或乙状结肠癌穿透膀胱，可引起直肠膀胱瘘、直肠阴道瘘。

【诊断】

1. 直肠指诊：是诊断直肠癌最主要和最直接的方法，简单易行，可发现距肛门 7~8 cm 的直肠肿物，如嘱患者屏气增加腹压，则可触及更高的部位。检查时先用示指按住肛门后壁，使肛门括约肌松弛，然后嘱患者做深呼吸，同时缓慢推进示指，了解肛门有无狭窄，有肿块时注意肿块部位、大小、活动度、硬度，黏膜是否光滑、有无溃疡、有无压痛、是否固定于骶骨或盆骨。了解肿块与肛门的距离有助于选择手术方式。

2. 内镜检查：凡有便血或大便习惯改变，经直肠指诊无异常者，应常规进行乙状结肠镜或纤维结肠镜检查。乙状结肠镜可检查距肛缘 25 cm 以内的全部直肠及部分乙状结肠。

对于距离肛缘 25 cm 以上的结肠癌，纤维结肠镜为最可靠的检查方法。可观察病灶的部位、大小、形态、肠腔狭窄的程度等，并可在直视下取活组织进行病理学检查。纤维结肠镜检查是对大肠内病变诊断最有效、最安全、最可靠的检查方法，绝大部分早期大肠癌可由内镜检查发现。

3. 实验室检查：

（1）大便隐血试验：可作为高危人群的初筛方法及普查手段，持续阳性者应进一步检查。

（2）癌胚抗原（CEA）测定：不具有特异性的诊断价值，具有一定的假阳性和假阴性，因此不适合用于普查或早期诊断，但对估计预后、监测疗效和复发有帮助。

（3）血红蛋白测定：凡原因不明的贫血，血红蛋白低于 100 g/L 者，建议做钡剂灌肠检查或纤维结肠镜检查。

4. 双重对比造影：相对于传统钡剂灌肠 X 线检查，气钡双重对比造影技术大大提高了早期大肠癌和微小腺瘤的发现率和诊断准确率。

5. CT 诊断：由于粪便的存在和大肠的不完全性扩张，CT 对结肠黏膜表面异常和面积小于 1 cm^2 的病灶难以发现，因此不能作为早期诊断的方法。CT 对诊断结肠癌的分期有重要意义。

6. 超声检查：相比常规超声，肠内超声能更正确地诊断出肿瘤侵犯的部位及范围。

7. 磁共振检查：磁共振对结直肠癌术后发现盆腔肿块有很高的敏感性，但缺乏特异性。

【治疗原则】

1. 手术切除：是治疗大肠癌的主要方法，同时辅以化疗、放疗等进行综合治疗。

2. 非手术治疗：

（1）放疗：

1）直肠癌的放疗：主要用于直肠癌的综合治疗，按进行的先后顺序可分为术前、术中、术后放疗。①术前放疗：对于局部晚期直肠癌，术前放疗能缩小肿瘤体积，减轻肠壁及周围组织的肿瘤浸润，使原来手术困难的直肠癌降期为可能切除，从而提高手术切除率；术前放疗既可杀灭已转移至淋巴结内的癌灶，又可通过降低肿瘤细胞活性和闭塞癌组织周围脉管而达到降低淋巴结转移率、降低局部复发率的目的；术前放疗最重要的进展是低位直肠癌术前放疗+保肛手术，可以提高患者的生存质量。②术中放疗：为了提高肿瘤组织的照射剂量和减少正常组织的照射不良反应，手术中暴露肿瘤及受累组织，保护小肠等敏感器官，根据照射组织的厚度选择适当能量的电子线，予以一次性照射（10~25 Gy）肿瘤残留灶及瘤床。③术后放疗：直肠癌的术后局部复发率取决于肠壁浸润深度、直肠周围组织及盆腔淋巴结受累的程度等因素，术后放疗可减少直肠癌的局部复发率。

2）结肠癌的放疗：①放射剂量为 45~50 Gy，分 25~28 次照射；②对于距离切缘较近或切缘阳性者给予追加剂量；③小肠的照射剂量应限制在 45 Gy 之内；④以 5-FU 为基础的化疗与放疗同步给予可进一步提高疗效。

（2）化疗：化疗是大肠癌综合治疗的重要手段之一。可分为晚期大肠癌的化疗、新辅助化疗和术后辅助化疗。

1）晚期大肠癌的化疗：

单药化疗：①卡培他滨（capecitabine），又称希罗达（Xeloda）。卡培他滨作为一种高选择性的口服氟尿嘧啶药物，无静脉注射带来的不便，又有较高的抗肿瘤活性和良好的耐受性，有可能逐渐取代 5-FU 用于单药或联合化疗之中。主要限制性毒性是腹泻和中性粒细胞减少及手足综合征。②持续静脉输注 5-FU：5-FU 是治疗结直肠癌最主要的药物。过去 40 年来，5-FU 单独用药有效率在 20%。5-FU 长时间静脉输注可使毒性下降，药物剂量得以增加，持续 5-FU 输注的疗效要显著高于 5-FU 一次性推注。③5-FU 与亚叶酸钙（calcium folinate，CF）：CF 可以促进 5-FU 的活性代谢产物（5-氟尿嘧啶脱氧核苷酸）与胸苷酸合成酶共价形成三元复合物，从而加强 5-FU 的抗癌作用。④伊立替康、奥沙利铂也是晚期大肠癌常用的单用化疗药物。

联合化疗：尽管目前出现许多新的对结、直肠癌有效的化疗药物，但是单药治疗的效果仍不尽如人意，为了提高疗效，常采用多种细胞毒药物联合应用。5-FU+CF+伊立替康（CPT-11）方案已被 FDA（美国食品药品监督管理局）批准用于晚期大肠癌的一线治疗；其他常用方案还有卡培他滨+CPT-11、5-FU+CF+奥沙利铂（L-OHP）。

化疗药物与单克隆抗体联合应用：①贝伐单抗：是一种重组的人类单克隆抗体 IgG1 抗体，通过抑制人类血管内皮生长因子（VEGF）的生物学活性而起作用；②西妥昔单抗：是针对表皮生长因子受体（EGFR）的单克隆抗体，与其具有高度的亲和力。上述两种靶向治疗药物主要与化疗联合应用治疗晚期大肠癌，可明显提高化疗的效果。

2）以奥沙利铂和伊立替康为主的新辅助化疗药物可提高根治性肝转移切除患者的生存率，术前化疗有效可增加手术成功的机会。

3）大肠癌的术后辅助化疗有 5-FU+LV，FOLFOX 系列的双周方案，卡培他滨口服 14 天、休 7 天的 3 周方案。

大肠癌患者术后总的 5 年生存率在 50%左右。病变限于黏膜下层，根治术后 5 年生存率可达 90%，如有淋巴结转移，则在 30%以下。术前 CEA 测定可提示患者预后，CEA 升高者复发率高，预后较 CEA 不升高者差。术前 CEA 增高者，根治术后 1~4 个月内应恢复正常，仍居高不下者可能残存肿瘤。95%肝转移者 CEA 升高。

【护理措施】

1. 心理护理：放疗前耐心细致地做好患者的思想工作，讲解有关放疗的知识，介绍治疗期间可能出现的全身或局部反应及注意事项，消除患者的顾虑，增强患者对治疗的信心。

2. 饮食护理：鼓励患者摄入营养丰富的高维生素、高蛋白及高热量饮食，进食营养价值高的食物，如蛋类、乳类、鱼类、动物的瘦肉，以及新鲜蔬菜和水果、大豆及其制品、花生、香菇、西红柿、柑橘等。

3. 放疗的护理：

（1）放射性直肠炎的护理：早期为放射性黏膜炎，表现为大便次数增加、腹痛、腹泻，严重者可有血便。遵医嘱给予止泻剂，指导患者进食无刺激性、易消化的饮食。后期可有肠纤维化、肠粘连、肠营养吸收不良，较严重的会出现肠穿孔。

（2）放射性膀胱炎的护理：放射性膀胱炎表现为尿频、尿急、尿痛等膀胱刺激征，指导患者多饮水，并告诉患者膀胱功能在放疗结束后可以恢复正常。

（3）指导盆腔放疗后骨盆疼痛者遵医嘱检查骨质密度。如放疗后发生骨盆疼痛，指导患者活动时避免骨盆承重，动作缓慢，以防止发生病理性骨折。

（4）盆腔放疗者可能出现勃起障碍和性交痛，应做好配偶的思想工作，如症状不能缓解则请泌尿科或妇产科医师会诊。

【观察重点】

1. 患者的营养状况、体重变化。
2. 患者血象、体温的变化。
3. 患者的大便次数、腹痛、腹泻，甚至血便的变化。
4. 患者放射野皮肤的变化。
5. 患者的心理变化。
6. 患者尿频、尿急、尿痛等膀胱刺激征的变化。

【健康指导】

1. 做好大肠癌的三级预防：在肿瘤发生之前，消除或减少大肠黏膜对致癌物质的暴露，抑制或阻断上皮细胞的癌变过程。积极预防和治疗各种结肠癌的癌前病变，如结、直肠息肉和腺瘤及溃疡性结肠炎等；多食新鲜蔬菜、水果等高纤维饮食。对结肠癌的高危人群进行筛查，及时发现无症状的癌前病变，实现早期诊断、早期治疗，提高生存率，降低死亡率。

2. 大肠癌随诊：治疗结束后每3个月体检一次，共2年；然后每6个月体检一次，总共5年。监测CEA，每3~6个月一次，共2年；然后每6个月一次，总共5年。3年内每年行腹腔、盆腔CT检查一次。术后1年内行肠镜检查一次，以后根据需要进行。

第八节 肺癌放疗的护理

肺癌（lung cancer）多数起源于支气管黏膜或腺体，因此也称支气管肺癌。半个世纪以来，世界各国肺癌的发病率和死亡率都有上升趋势，并且男性多于女性。如果不及时控制吸烟和空气污染，10年后我国将成为世界肺癌第一大国。

【常见病因】

1. 长期大量吸烟：是肺癌的重要危险因素。1999年WHO就已报道吸烟与肺癌的发生有着密切关系。烟草的烟雾中包含多环芳烃、*N*，*N*-二甲基亚硝胺、芳香胺、*N*，*N*-二乙基亚硝胺等致癌源。肺癌的危险性与烟龄、烟量、吸入深度、香烟中尼古丁的含量密切相关。另外，被动吸烟也会增加肺癌发生的概率。

2. 长期接触化学性物质和放射性物质：如石棉、无机砷化合物、二氯甲醚、铬、镍、砷、氯乙烯等。

3. 空气污染：目前我国面临着空气污染的大问题，雾霾也成为现代流行词。除了室外污染，还有室内小环境污染（煤焦油、烹调产生的致癌物质）。为了全人类远离肺癌，一定要从我做起，减少空气污染。

4. 生物学因素：迄今为止，*myc*、*ras*、*c-erb*B已被确定为与肺癌相关的癌基因。而抑癌基因*p53*、*Rb*及第3号染色体短臂上部分区域的缺失，也会促发肺癌。

5. 营养与饮食：维生素A和β-胡萝卜素能够抑制化学致癌物诱发的肿瘤，维生素A为抗氧化剂，可直接干扰癌变过程。摄取的食物中维生素A含量少或血清维生素A含量低时，患肺癌的危险性增高。

6. 其他：结核病、病毒感染、真菌（黄曲霉）、机体免疫功能下降、内分泌失调以及家族遗传等因素对肺癌的发生也可能起到一定的作用。

【临床表现】

肺癌的临床表现与肿瘤发生的部位、大小、类型、发展阶段、有无并发症或转移有密切关系。有5%~15%的患者发现肺癌时无症状。

1. 肺癌原发灶所致的症状：

（1）咳嗽：为常见的早期症状，可表现为刺激性干咳或咳少量白色黏液痰。继发感染时，痰量增多，呈黄色脓性黏液。肿瘤增大时可引起支气管狭窄，咳嗽加重，多为持续性，呈高调金属音，是一种特征性的阻塞性咳嗽。

（2）血性痰：多见于中央型肺癌。常表现为痰中带血点、血丝或断续地少量咯血。肿瘤侵蚀大血管时可引起大咯血。

（3）胸闷、气短、哮鸣：肿瘤可导致不同程度的支气管狭窄，出现胸闷、哮鸣、气促。肺门淋巴结转移时，肿大的淋巴结压迫主支气管或其隆突，转移至胸膜及心包，引起大量胸腔积液和心包积液，均可导致胸闷、气短。

（4）发热：以低热多见，偶有高热。早期为肿瘤引起肺部炎症所致，晚期因继发感染、肿瘤坏死所致。

（5）体重下降：为癌症常见症状，与肿瘤毒素、感染、疼痛、慢性消耗等因素引起患者食欲下降，进食减少有关。

2. 肺癌局部生长扩张引起的症状：

（1）胸痛：表现为持续性、不规则的胸部钝痛或隐痛。

（2）呼吸困难：肿瘤压迫气管或主支气管时可出现明显的吸气性呼吸困难。

（3）声音嘶哑：肿瘤或肿大的淋巴结压迫喉返神经引起。

（4）吞咽困难：癌肿侵犯或压迫食管引起。若引起支气管食管瘘，可导致肺部感染。

（5）上腔静脉综合征（superior vena caval syndrome，SVCS）：是由于肿瘤本身或其转移的淋巴结病灶压迫上腔静脉，甚至在上腔静脉内部形成血栓，使上腔静脉回流受阻而引起的阻塞综合征。患者表现为颜面部（特别是眼睛）、颈部、双上肢水肿以及胸前部淤血和静脉曲张，同时伴有面部潮红、咳嗽、头痛、流泪、呼吸困难等症状，严重者甚至会因为脑部严重充血、水肿而导致意识不清、癫痫等症状的出现。

（6）Horner 综合征：见于肺尖部的肿瘤，是由肿瘤压迫位于胸廓上口的器官或组织而引起的由患侧上眼睑下垂、瞳孔缩小、眼球内陷组成的三联征。

3. 肿瘤转移到身体其他部位引起的症状：

（1）中枢神经系统转移：肺癌是脑转移瘤最常见的原因，表现为头痛、呕吐、眩晕、共济失调、偏瘫、颅内压增高。

（2）骨转移：骨是肺癌常见转移部位，常见肋骨、脊柱、骨盆转移，表现为局部疼痛及压痛。

（3）肝转移：表现为肝大、腹水、黄疸、肝区疼痛。

（4）远处淋巴结转移：首先转移至右锁骨上淋巴结和颈部淋巴结。

（5）肾上腺转移。

4. 其他肺外症状：包括内分泌、神经肌肉、结缔组织、血液系统和血管的异常改变，又称副肿瘤综合征（paraneoplastic syndrome）。

（1）肥大性骨关节病。

（2）分泌促性腺激素，引起男性乳房发育。

（3）分泌促肾上腺皮质激素，引起 Cushing 综合征（库欣综合征），表现为肌力减弱、水肿、高血压、尿糖增高等。

（4）分泌抗利尿激素，引起稀释性低钠血症，出现全身水肿、嗜睡、定向障碍、水中毒症状。

（5）分泌异位甲状旁腺样激素，引起高血钙、低血磷、精神紊乱。

（6）神经肌肉综合征：小脑变性、周围神经病变、重症肌无力。

【辅助检查】

1. 细胞学检查：非小细胞肺癌痰脱落细胞学检查阳性率达 70%～80%，高于小细胞肺癌。

2. 影像学检查：

（1）X 线检查：普通 X 线检查常为首选，但普通 X 线检查诊断早期肺癌较少，对手术切除可能性的估计比较困难。

（2）CT 检查：定位比较准确，可发现普通 X 线检查不能发现的病变，易识别肿瘤有无侵犯邻近器官，明显提高了诊断正确率，因此CT是肺癌诊断中一项重要的、必不可少的检查手段和诊断工具。

（3）磁共振（MRI）检查：能明确肿瘤与大血管之间的关系，但不易发现小病灶。

（4）单光子发射计算机断层显像（SPECT）：有助于发现骨转移。

（5）正电子发射计算机断层显像（PET）：有助于肺癌及淋巴结与身体其余部位转移的定性诊断。

3. 纤维支气管镜检查、胸穿、纵隔镜检查、胸腔镜检查、肿瘤标记物检查、开胸肺活检。

【治疗原则】

肺癌的治疗是根据患者的身体状况、肿瘤的病理类型、侵犯的范围和发展趋向实施综合治疗，原则如下：①小细胞肺癌：以化疗为主，手术和放疗为辅。②非小细胞肺癌：早期非小细胞肺癌以手术治疗为主，对于病变部位可切除的晚期患者，采取新辅助化疗+手术治疗+放疗。但对于不愿手术或因其他内科疾病无法耐受手术者，采取放、化疗结合也可取得较好疗效。晚期患者以放、化疗综合治疗为主。常见手术方式：肺叶切除术、肺段切除术和全肺切除术。

1. 手术治疗：是肺癌的首选和最有效的治疗手段，手术治疗5年生存率达40%~50%；非手术治疗5年生存率均在3%以下，90%的患者在一年内死亡。

（1）适应证：无远处转移，癌组织未侵入邻近脏器或组织，无喉返神经和膈神经麻痹，无严重心、肺功能低下，无重症肝、肾疾病及严重糖尿病者。

（2）禁忌证：年迈体衰及心、肺功能欠佳者，有纵隔转移亦有几处可疑转移者。

2. 化疗：对小细胞肺癌治疗效果显著，临床常用的化疗方案如下。

（1）EP：依托泊苷（VP-16）+顺铂（DDP）。

（2）CE：依托泊苷（VP-16）+卡铂（CBP）。

（3）CAV：环磷酰胺（CTX）+多柔比星（ADM）+长春新碱（VCR）。

（4）盐酸伊立替康（CPT-11）+DDP。

非小细胞肺癌对化疗不敏感，推荐以含铂类药物为主的联合用药。

3. 放疗：对小细胞肺癌效果较好，其次为鳞癌及腺癌。放疗分为根治性及姑息性两种。根治性放疗用于病灶局限、不宜或不愿手术的患者；姑息性放疗的目的是抑制肿瘤的发展，延迟肿瘤扩散和缓解症状。适应证如下。

（1）早、中期肺癌一般首选手术治疗，但对不愿手术或因肺外因素不能手术的患者，可行根治性放疗。

（2）晚期肺癌伴有阻塞性肺炎、肺不张、上腔静脉阻塞综合征、骨转移伴有剧痛、其他治疗后复发患者，可进行姑息性放疗以减轻症状。

（3）手术后放疗用于手术未能切除全部肿瘤组织或病理诊断支气管边缘有肿瘤侵犯或有淋巴结转移者。

（4）化疗后放疗对小细胞肺癌效果最好。

第九节 乳腺癌放疗的护理

乳腺癌是发生在乳腺上皮组织的恶性肿瘤，99%发生在女性，男性仅占1%。据20世纪末的统计资料，全世界每年有130余万人被诊断为乳腺癌，而约有40万人死于该病。在我国，乳腺癌在城市中的发病率居女性恶性肿瘤的第二位，在一些大城市中已经上升至第一位，在农村居第五位。乳腺癌已成为妇女健康的最大威胁。

【常见病因】

乳腺癌的病因尚未完全清楚，研究发现，乳腺癌的发病可能与以下因素有关：

1. 雌激素：雌激素与乳腺癌的发生密切相关。

2. 其他相关因素：

（1）乳腺癌家族史：第一级直系亲属有乳腺癌病史的女性，其发生乳腺癌的危险性是正常人群的2~3倍。

（2）生殖因素：月经初潮早于12岁、绝经期迟于50岁，40岁以上未孕或初次足月产迟于35岁是乳腺癌发生的危险因素，流产会使妇女乳腺癌发病率增加，而多次妊娠并足月产是防止乳腺癌的保护因素。

（3）一侧乳房曾有恶性肿瘤史，另一侧乳房患乳腺癌的危险性增加。

（4）乳房良性疾病可增加乳腺癌的危险性，尤其是增生性乳腺疾病。研究证实，乳腺小叶增生或纤维腺瘤患者发生乳腺癌的危险性为正常人群的2倍。良性疾病可增加致癌或促癌物质的易感性，同时有些良性疾病与恶性疾病可能具有某种共同的高危因素。

（5）口服避孕药物或口服含雌激素的药物。

（6）饮食因素：进高脂肪与高热量饮食。饮酒亦可使乳腺癌的危险性增加。

（7）生活因素：

1）吸烟：吸烟妇女患乳腺癌的危险是不吸烟妇女的1.26倍，并且患乳腺癌的危险与吸烟数量及吸烟总年限之间存在明显的正相关趋势。

2）肥胖：体重增加是绝经后妇女发生乳腺癌的重要危险因素，60岁以上妇女，体重每增加10kg，发生乳腺癌的危险性增加80%。

3）精神因素：经受过精神创伤或生活困难等严重生活事件而引起精神压抑的妇女患乳腺癌的相对危险性增加2~3倍。

（8）环境因素（电离辐射）：统计表明，在原子弹爆炸中幸存的妇女，乳腺癌的发病率增加，发病年龄提前。年轻妇女要避免大剂量的X线照射，否则晚年患乳腺癌的风险会增加。乳房钼靶X线摄片曾是诊断乳腺癌普通使用的方法，目前医学界已逐渐认识到其可能存在潜在危险性。

【临床表现】

（一）主要症状

1. 乳房肿块：80%的乳腺癌患者以乳腺肿块首诊。患者常无意中发现乳腺肿块，肿块多为单发，质硬，边缘不规则，表面欠光滑。大多数乳腺癌为无痛性肿块，仅少数伴有不同程度的隐痛或刺痛。

2. 乳房疼痛：乳房疼痛虽可见于多种乳腺疾病，但疼痛并不是乳腺肿瘤的常见症状，良性或恶性乳腺肿瘤通常是无痛的。肿瘤伴有炎症时可以有胀痛或压痛。晚期肿瘤侵及神经，或腋淋巴结肿大压迫或侵犯臂丛神经时可有肩部胀痛。

3. 皮肤改变：乳腺癌引起皮肤改变可出现多种体征，最常见的是肿瘤侵犯连接乳腺皮肤和深层胸肌筋膜的Cooper韧带，使其缩短并失去弹性，牵拉相应部位的皮肤，出现“酒窝征”，即乳腺皮肤出现一个小凹陷，像小酒窝一样。若癌细胞阻塞了淋巴管，则会出现“橘皮样改变”，即乳腺皮肤出现许多小点状凹陷，就像橘子皮一样。乳腺癌晚期，癌细胞沿淋巴管、腺管或纤维组织浸润到皮内并生长，在主癌灶周围的皮肤形成散在分布的质硬结节，即所谓“皮肤卫星结节”。

4. 乳头和乳晕异常：乳头扁平、回缩、凹陷，直至完全缩入乳晕下，看不见乳头。有时整个乳房抬高，两侧乳头不在同一水平面上。乳头溢液者占 5%～10%，多为血性，也可见浆液性和水样，常见于起源于大导管的乳腺癌。乳头糜烂是乳头 Paget（湿疹样乳腺癌）病的典型症状，常伴乳头瘙痒。早期可见乳头增厚、变红、粗糙，或表现为结痂、脱屑，伴有少量分泌物，揭去痂皮可见鲜红糜烂面，经久不愈。进一步发展可侵犯乳晕，形成大片糜烂，整个乳头被浸润而消失。

5. 乳头溢液：非妊娠期从乳头流出血液、浆液、乳汁、脓液，或停止哺乳半年以上仍有乳汁流出者，称为乳头溢液。引起乳头溢液的原因很多，常见的疾病有导管内乳头状瘤、乳腺增生、乳腺导管扩张症和乳腺癌。

6. 腋窝淋巴结肿大：乳腺癌逐步发展可侵及淋巴管，向其局部淋巴引流区转移。其中，最常见的淋巴转移部位是同侧腋窝淋巴结。淋巴结由小到大、由少到多，从可推动到相互融合、固定。肿大的淋巴结侵犯、压迫腋静脉可使同侧上肢出现水肿，侵及臂丛神经可引起肩部酸痛。

乳腺癌常见症状如图 2-18 所示。

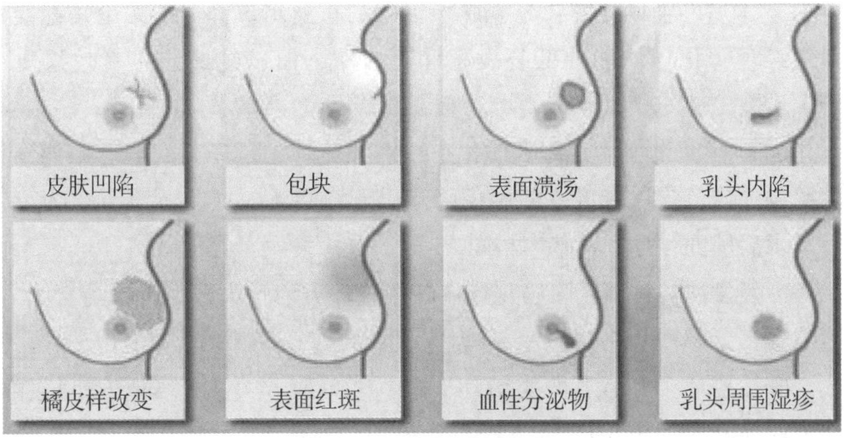

图 2-18　乳腺癌常见症状

（二）远处转移的临床表现

乳腺癌的远处转移包括淋巴转移和血行转移。常见的转移部位分别是骨、肺、胸膜、软组织和肝。大多数转移性乳腺癌患者或早或晚都会发生骨转移，脊椎、肋骨、骨盆和颅骨是常见的受累部位。脊椎转移还可引起脊髓压迫症状，甚至截瘫；85%~90%的肺转移患者起初无症状，当病变广泛或侵犯肺实质时，可表现为呼吸不畅和咯血；胸膜下的转移灶会导致气胸、胸腔积液等症状；肝转移的预后差，可出现肝大或黄疸等，多数患者有肝功能损害的表现。

【辅助检查】

乳房 X 线检查、B 超检查、MRI、癌胚抗原（CEA）检查、激素受体（ER/PR）测定、HER-2 检测、细胞学诊断、乳腺导管内视镜检查等。

【治疗原则】

乳腺癌是全身性疾病，一般采取以手术治疗为主的全身综合性治疗，主要治疗方法有手术、化疗、放疗、内分泌治疗和生物靶向治疗。Ⅰ、Ⅱ、Ⅲ期以手术治疗为主，Ⅳ期以化疗为主。

1. 手术治疗：主要有乳腺癌根治术、乳腺癌扩大根治术、乳腺癌改良根治术、乳房全切除术、保留乳房的乳腺癌切除术。

2. 化疗：

（1）术后的辅助化疗：是乳腺癌治疗的重要组成部分，无论是绝经前还是绝经后，化疗均能降低复发率和死亡率，但以绝经前患者效果更为显著。

（2）新辅助化疗：又称术前化疗或诱导化疗，是局部晚期乳腺癌、炎性乳腺癌的规范疗法，可以使肿瘤降期以利于手术，或变不可手术为可手术。与术后辅助化疗方案基本相同。

（3）复发或转移性乳腺癌化疗：既往蒽环类治疗失败：①单药紫杉类：多西他赛、紫杉醇、白蛋白紫杉醇。②联合化疗：TX 方案、GT 方案、TP 方案。既往蒽环类和紫杉醇类治疗失败：①单药方案：卡培他滨、长春瑞滨、吉西他滨。②联合方案：NP 方案、GP 方案、NX 方案。

3. 放疗：放疗属于局部治疗，随着保乳术的兴起，放疗在乳腺癌综合治疗中的地位越来越高。

（1）乳腺癌术后放疗指征：单纯乳房切除术后；根治术后病理报告有腋中群或腋下群淋巴结转移者；根治术后病理检查证实转移性淋巴结占检查淋巴结总数的一半以上，原发灶位于乳房中央或内侧者做根治术后，尤其有腋淋巴结转移者。

（2）保乳术后放疗指征：除 70 岁以上，且激素受体阳性、腋窝淋巴结阴性、局部肿块 T_1、切缘阴性的患者可以单纯使用辅助内分泌治疗以外，一般情况下所有接受保乳术的患者都应行全乳放疗。

放疗剂量：病灶区剂量与复发灶大小有关，<3 cm 者，剂量在 6 000 cGy 即可；病灶更大者，剂量应在 6 500～7 000 cGy。预防照射剂量以 5 000 cGy 为宜。

4. 内分泌治疗：凡是 ER（雌激素受体）阳性的患者，不论年龄大小、月经状态、腋淋巴结状态和肿瘤大小，都应采用辅助的内分泌治疗。内分泌治疗的基本目的是降低体内雌激素水平，抑制乳腺癌细胞生长繁殖。

5. 生物靶向治疗：分子靶向治疗适用于 HER-2 阳性过度表达的患者。推荐使用曲妥珠单抗治疗。

【护理措施】

1. 心理支持：乳腺癌的治疗和康复往往需要 6 个月至 1 年的时间，患者的心理反应随着病情和治疗的变化会有不同的表现。如因乳房的缺失和术后较长的瘢痕、不对称的胸壁而失去女性的自信；患肢功能障碍使自理能力受到限制而感到自卑；出院后因担心他人异样眼光而远离亲人、朋友。护理人员应帮助患者调整外观的变化，纠正形象紊乱所致的负性情绪，如佩戴假发、帽子或头巾，佩戴义乳等；并鼓励患者的配偶多给予患者心理支持，主动关心患者的心理变化，经常陪伴患者，与患者共同经历治疗过程，使夫妻感情更融洽、亲密，为患者创造一个轻松愉快的家庭环境。

2. 饮食护理：合理膳食，加强营养。古人云：民以食为天。实际上就是说人体生命的维持要靠饮食。合理的膳食能增加机体对放疗的耐受力和免疫力，减缓或抑制肿瘤的发展，有利于顺利完成放疗。故应多进食营养价值高的食物，如蛋类、乳类、鱼类、动物的瘦肉，以及新鲜蔬菜和水果、大豆及其制品、花生、香菇等。戒烟、酒及辛辣食物，不食烟熏、油炸、火烤、腊制的食物及腌菜。自觉改变不良生活方式及不良嗜好，坚持进食，保证放疗按计划完成。

3. 放疗的护理：

（1）放疗并发症的防护：

1）放射性皮炎：大面积胸壁放疗或腋窝皱褶及潮湿处皮肤放疗，易出现一定程度的皮肤反应。如出现Ⅰ级皮肤反应（干性反应），可局部继续涂抹比亚芬软膏；出现Ⅱ级皮肤反应（湿性反应），可使用重组人表皮生长因子衍生物（金因肽）外喷，也可给予“烧伤三号”纱布湿敷或涂抹美宝湿润烧伤膏。并用冰袋局部冷敷，降低皮肤温度，减轻局部炎性反应。避免摩擦放射野皮肤并保持腋窝处透气、干爽。站立或行走时患者宜穿宽松、柔软、吸湿性强的棉质衣服，保持患侧手叉腰的动作；卧位时患者宜将患肢举过头顶或外展，使腋窝处尽量敞开。

2）放射性食管炎：指导患者进食流质或半流质食物，禁食粗、硬、辛辣刺激性食物，忌食过热的食物，宜少量多餐，缓慢进食，进食后吞服温开水以冲洗食管。

3）放射性肺炎：患者出现咳嗽、咳痰、发热、胸闷、气短等，可按医嘱用抗生素、激素、支气管扩张剂治疗，必要时给予吸氧，严重者应暂停放疗，注意休息、保暖，预防感冒。

（2）对乳腺癌脑转移行脑放疗的患者，治疗中可出现颅内压增高。此时，应按医嘱立即快速滴注甘露醇，必要时遵医嘱给予加地塞米松注射液5 mg静脉注射，严密观察患者恶心、呕吐、头晕、头痛等情况。

（3）对乳腺癌骨转移行骨放疗的患者，要防止其跌倒，加床挡，送放疗时可使用轮椅。

（4）注意血象变化，每周行血常规检查，当白细胞计数$<3\times10^9/L$时，应暂停放疗，并按医嘱给予升白细胞药物治疗；行紫外线消毒房间，每日2次；限制探视等。当白细胞计数$<1\times10^9/L$时，行保护性隔离。

4. 患肢水肿护理：

（1）避免上肢血流过快：如避免进行高强度的上肢锻炼、搬运重物、暴露于高温环境（如热水浸泡、日光暴晒、桑拿浴）以及感染等。

（2）避免淋巴回流阻力增加：如避免穿戴过紧的内衣、项链和吊带乳罩压迫锁骨上区，避免上肢感染使局部组织纤维化、淋巴管狭窄。

（3）皮肤护理：

1）防止感染：患肢注意避免外伤、抽血、肌内注射、量血压或静脉注射、提重物和长时间下垂，避免昆虫叮咬，预防皮肤损伤。一旦出现皮肤损伤，应立即处理。

2）按摩：按摩是目前治疗淋巴水肿最重要的手段，通过按摩可清空周边组织淋巴管，从而加速患侧上肢的淋巴液回流。按摩要由有经验的专业按摩师进行。

3）压力手套：经特别设计，使压力集中在手臂下半部，压住肿胀的部位，避免体液积聚；同时作为患肢的支架，帮助肌肉泵走体液，以预防患肢淋巴水肿及避免肿胀恶化。

（4）压力泵疗法：将可充气的袖套套于水肿肢体，间断充气使水肿液向心流动。这些空气压力设备多为多腔房、序贯性、可调节压力梯度的泵，泵压力向心如波浪一样递减，将水肿液挤入血液循环。此法在淋巴水肿早期、明显的皮下纤维化发生前有一定疗效。

（5）药物治疗：目前尚无有效药物。近期研究表明苯并吡喃酮类可能是一类有希望的药物，该药可与沉积在组织间隙中的蛋白质结合，增强巨噬细胞的吞噬功能，诱导蛋白质水解，从而改善症状，然而其长期疗效有待进一步研究证实。

【观察重点】

1. 患者的营养状况。
2. 患者血象、体温的变化。
3. 患者放射野皮肤的变化。
4. 患者的心理变化。
5. 患者术侧肢体的功能状态。

【健康教育】

1. 功能锻炼：鼓励患者在日常生活中逐渐做一些力所能及的事情，有计划地做一些提、拉、抬、举等锻炼，以增强患肢力量。乳腺癌患者患肢功能锻炼操如下：

第一节　热身运动：脚与肩同宽，双手臂配合吸气、呼气上下做环绕动作。

第二节　甩头运动：左右甩头。

第三节　抬头运动：低头，双手抬至胸前，抬头，双手相握举过头顶，配合前后踮脚动作。

第四节　伸臂运动：左右移重心，手臂依次上升，配合抬头动作。

第五节　侧腰运动：侧腰，低头含胸，缓慢起立后双肩向后环绕。

第六节　转腰运动：左右移重心转腰，手臂弯曲。

2. 皮肤护理：指导患者保持放射野标记清晰，如模糊，应及时找医生描画。保持局部清洁、干燥、通风。穿棉质衣物。局部出现瘙痒时勿抓挠，及时给予局部皮肤降温。出现皮肤问题时及时告知医务人员。

3. 佩戴义乳：在手术切口完全愈合后，就应及时佩戴义乳，不要给自己和别人留下残缺的印象和记忆，完美的形象会减轻患者失乳的痛苦。义乳佩戴要坚持，以便促进康复，维持身体平衡，防止斜颈、斜肩和脊柱侧弯。佩戴时注意两边平衡、对称、合体。手术后患者的胸部几乎是皮包骨，放射治疗后皮肤的弹性下降，皮下肋骨显露，义乳的弹性可起到保护胸部的作用，能缓冲外力，防止外力对胸部的伤害。

4. 性生活：术后 5 年内必须避孕，5 年后如无复发的迹象，可在医生的指导下妊娠。避孕不宜使用任何激素类避孕药，可采用戴避孕套、上环等方法，或咨询妇科医生。

5. 建立良好的生活方式，调整好生活节奏，保持心情舒畅。积极参加社交活动，避免或减少精神、心理紧张因素，避免情绪刺激和忧郁，保持乐观、平和的心境；饮食起居有规律，保持睡眠充足，坚持适当锻炼，增强机体抗病能力。

6. 定期复查：乳腺癌患者易出现淋巴转移（最多见的是腋下淋巴结转移，其次是锁骨上淋巴结转移）和血运转移（最常见的是肺转移，其次为骨、肝和脑转移）。为早期发现转移征象，坚持定期复查尤为重要。综合治疗后应按规定的时间复诊，术后第 1 年每 3 个月复查一次，以后每半年复查一次，5 年后可每年复查一次。如出现淋巴结肿大、咳嗽、胸痛、骨痛、肝区不适、头部不适等症状，应及时行相应的检查。

第三章　放疗患者健康教育汇总

一、新入院患者的健康教育

1. 介绍病区环境：护士站，医生办公室，处置室，换药室，公共卫生间，开水间，餐厅，标本架，医疗垃圾及生活垃圾的处理，信号灯的使用。

2. 陪护作息制度：留一位陪护人员，病区早上 6 点开门，晚上 9 点关门。探视时间为每周一至周五上午 11 点以后，周六、周日全天。

3. 安全防范制度：

（1）贵重物品、现金、手机随身携带，以防丢失。

（2）禁止在病房使用电炉、电饭煲等电器，禁止在病房内吸烟，以免引起火灾。

原则上住院患者不得外宿，如有特殊情况，需本人写请假条。

4. 卫生宣教：

（1）注意个人卫生，经常修剪指甲、头发，保持清洁。

（2）病房内请保持清洁整齐，房间内物品按要求统一摆放。床下、窗台上、床头柜上请不要放过多物品。请不要随地吐痰。

（3）床上不放自带的花被子、花枕头。

（4）陪护人员勿躺、坐在患者床上，以防交叉感染。

5. 检查宣教：新入院患者当天晚上 12 点以后禁食、水，第二天早上 6 点空腹静脉采血。

二、定位扫描前的健康教育

1. 心理准备：

（1）介绍有关放疗的知识、治疗程序、放疗中可能出现的不良反应以及预防的方法，使患者心中有数，消除焦虑情绪和恐惧心理，积极配合治疗。

（2）备有可阅读的有关放疗知识的宣教手册，方便患者阅读参考。

（3）指导患者关注“豫见放疗”和“肿瘤放疗+”微信公众号，可以随时了解更多放疗相关的知识。

2. 执行放疗前准备：

（1）完善各项检查：血常规、尿常规、肝肾功能、血凝常规、肿瘤标志物、胸片、CT、B超、心电图。

（2）向患者讲解放疗流程（CT定位→制订计划→核野→治疗），了解放疗过程所需时间，缓解患者的焦虑心理，取得患者的配合。

（3）讲解定位的目的及方法，告知患者定位时配合的方法。定位后要保持标记线的清晰以及放射野皮肤清洁，直至放疗结束。

（4）讲解进入机房治疗的注意事项：摘除金属物品，正确摆放体位，保证放疗的精准性。

（5）了解各种疾病的放疗方案（部位、剂量、次数）。

3. 纠正贫血，给予高蛋白、高维生素饮食。若有感染，必须控制后再行放疗。

4. 如有未愈合的伤口，必须待其愈合后方可放疗。

三、定位扫描后的注意事项

1. 保护好身上的红线及“十”字标记，如有模糊不清，应及时找医生描画，确保放疗准确。

2. 保持体重相对稳定，避免短时间内体重变化超过2 kg。

3. 定位结束至放疗开始需7~10个工作日，在此期间，请留下至少两个联系方式，并保持手机畅通，方便医生及时通知返院治疗。

四、放疗患者的饮食指导

1. 饮食搭配合理，保证高蛋白、高热量、高维生素、低脂肪饮食。饮食以清淡易消化食物为主，多吃蒸、煮、炖的食物。忌过冷、过硬、过热食物，忌油炸、辛辣刺激性食物，禁烟、酒。

2. 鼓励患者每日饮水2 500~3 000 mL，以增加尿量，促进机体毒素排出，减轻全身放疗反应。

3. 根据放疗反应进行饮食调整。在总热量不减少的前提下，分多次进食。

4. 味觉改变、口干、咽痛等症状出现时，饮食应以清淡、无刺激、易咀嚼的半流质饮食和软食为主，多饮水，增加维生素的供给。多吃生津止渴、养阴清热食品，如藕汁、萝卜汁、绿豆汤、冬瓜汤、芦根汤、西瓜、蜂蜜、猕猴桃、雪梨、葡萄等，配合中药如胖大海、菊花、麦冬、西洋参片等泡水饮用。

五、急性放射性口腔黏膜炎的健康教育

急性放射性口腔黏膜炎一般在放疗后 1~2 周出现，随着治疗的进程、剂量的增加，出现由轻到重的黏膜炎性反应症状。

1. 放射性口腔黏膜炎分为 5 级：

0 级：无反应。

1 级：充血，可有轻度疼痛，无须镇痛药。

2 级：片状黏膜炎，或有炎性血液分泌物，或有中度疼痛，需要镇痛药。

3 级：融合的纤维性黏膜炎，可伴有中度疼痛，需麻醉药。

4 级：溃疡，出血，坏死。

2. 处理措施：

（1）放射性口腔黏膜炎的处理主要是对症处理。

（2）在保持口腔卫生的同时，可采用漱口水、消炎的喷剂、含麻醉剂的含漱液、促进黏膜愈合的制剂等，严重者可用抗生素治疗。

（3）进食困难者可进行鼻饲或静脉补充营养。

六、急性放射性皮炎的健康教育

1. 了解放射治疗的部位、面积，放射源种类及照射剂量，遵医嘱在放疗前后涂抹皮肤保护剂。

2. 放疗期间评估放射野皮肤反应程度（RTOG 急性放射损伤分级标准），每日观察放射野皮肤反应的变化程度。

3. 穿全棉、柔软、宽松的衣服；禁用刺激性大的肥皂水清洗及涂抹化妆品；保持放射野皮肤清洁、干燥；放射野皮肤禁忌冷、热敷，不可贴胶布；避免日光直射。

4. 放射野标记保持清晰，如标记颜色变浅，应由主管医生给予描画。

5. 皮肤放疗反应分为5级：

0级：无反应。

1级：滤泡样暗红色斑，脱发，干性脱皮，出汗减少。

2级：触痛性或鲜色红斑，片状湿性脱皮，中度水肿。

3级：皮肤皱褶以外部位的融合的湿性脱皮，凹陷性水肿。

4级：溃疡，出血，坏死。

七、急性放射性食管炎的健康教育

部分患者在放疗1~2周时出现不同程度的放射性食管炎。多表现为原有吞咽困难症状加重或进食疼痛明显，影响食物摄入。

1. 由于进食疼痛，吞咽困难症状明显或较治疗前加重，患者思想负担加重，应向患者做好解释，强调此现象是治疗过程中的正常反应，随着治疗的继续进行会逐渐减轻，给予患者心理支持护理，使其消除顾虑，增加治疗信心。

2. 指导患者正确进食，应选用营养丰富、易消化、无刺激性的软食或流食，取坐位或半坐位进食，细嚼慢咽，少量多餐。每次进食后，饮用少量温开水以冲洗食管，减少病变部位的食物残留刺激，早晚刷牙，餐后漱口，必要时选用治疗性药物含漱。

3. 进食后胸骨后疼痛显著者，给予癌痛护理及癌痛治疗，必要时遵医嘱使用激素或抗生素治疗。

八、放射性肠炎的健康教育

放射性肠炎是盆腔、腹腔、腹膜后恶性肿瘤经放疗引起的肠道并发症。可分别累及小肠、结肠和直肠，故又分别称为放射性小肠、结肠、直肠炎。根据肠道遭受辐射剂量的大小、时间的长短、发病的缓急，一般将放射病分为急性和慢性两种。又根据放射源在体内外放置的位置的不同，将其分为外照射放射病和内照射放射病。早期肠黏膜细胞更新受到抑制，以后小动脉壁肿胀、闭塞，引起肠壁缺血、黏膜糜烂。晚期肠壁纤维化，肠腔狭窄或穿孔，腹腔内形成脓肿、瘘管和肠粘连等。

（一）放射性肠炎的临床表现

一般照射总剂量在3 000 rad以下者很少发病；腹腔内放疗总量超过

4 000 rad时发生症状；若达7 000 rad以上，则发病率高达 36%。症状可出现在治疗早期、疗程结束后不久或治疗后数月至数年。

1. 早期症状：由于神经系统对放射线的反应，早期即可出现胃肠道症状。一般多出现在放疗开始后 1~2 周内。如恶心、呕吐、腹泻、排出黏液便或血样便。累及直肠者伴有里急后重。持久便血可引起缺铁性贫血。便秘少见。偶有低热。痉挛性腹痛则提示小肠受累，乙状结肠镜检查可见黏膜水肿、充血，严重者可有糜烂或溃疡。

2. 晚期症状：急性期症状迁延不愈或直至放疗结束 6 个月至数年后始有显著症状者，均提示病变延续，终将发展引起纤维化或狭窄。此期内的症状，早的可在放疗后半年出现，晚的可在 10 年后甚至 30 年后才发生，多与肠壁血管炎以及后续病变有关。

（1）结肠、直肠炎：常出现于照射后 6~18 个月。症状有腹泻、便血、黏液便和里急后重、大便变细和进行性便秘或出现腹痛者，提示肠道发生狭窄。严重的病损可与邻近脏器形成瘘管，如直肠阴道瘘，粪便从阴道排出；直肠小肠瘘，可出现食糜混于粪便中排出；也可因肠穿孔引起腹膜炎、腹腔或盆腔脓肿。由于肠道狭窄和肠袢缠绕，可发生肠梗阻。

（2）小肠炎：小肠受到放射线严重损伤时会出现剧烈腹痛、恶心、呕吐、腹胀、血样腹泻。但晚期表现以消化吸收不良为主，伴有间歇性腹痛、脂肪泻、消瘦、乏力、贫血等。

（二）放射性肠炎的预防

1. 每次放疗前排空大小便，以减少膀胱、直肠对射线的吸收，减轻放疗副反应，降低出现放射性肠炎的概率。

2. 放疗前后 30 分钟内避免进食，放疗后静卧 30 分钟。

（三）放射性肠炎的日常护理

1. 心理护理：向患者解释这是放疗的不良反应。特别是有血便时，患者会产生恐惧和焦虑的心理。此时应关心安慰患者，告知患者及其家属相关的治疗和目的，劝他们不必过分担心，放下思想包袱，积极配合治疗，经过一段时间的治疗可以痊愈。与患者建立良好的关系，增强患者的信任感。根据患者不同的心理状态，给予相应安慰帮助，增强患者战胜疾病的信心。

2. 饮食护理：注意饮食卫生，尽量避免对胃肠道刺激较大的食物，如辣椒、胡椒和大蒜等。忌含糖量高和易产气的食物，如马铃薯、土豆、洋葱等。不食生冷或凉拌的食物，以免引起肠道过敏不适。嘱患者多进食易消化、纤维素含量少的蔬菜和水果，宜进食清淡、无刺激、易消化饮食，少量多餐，从而减轻肠道负担。腹泻严重需禁食者，采用胃肠外营养。

3. 药物治疗：放射性肠炎患者应注意休息，腹痛明显时应用解痉药物治疗，还可以使用盐酸洛哌丁胺（易蒙停）、蒙脱石散（思密达）等对症处理。对合并有贫血的患者，在饮食上向患者做好补血食物和药物应用指导。

4. 保留灌肠：药物保留灌肠前，告知患者排空大小便，取左侧卧位，臀部垫一软枕，将肛管轻轻插入肛门 15 cm，用 50 mL 注射器吸取药液缓慢推注，嘱患者深呼吸，于 5~10 分钟注入完毕后拔出，嘱患者适当抬高臀部，并用手轻轻按揉肛门，静卧 1 小时。睡前 30 分钟灌肠，灌肠液须在肠腔内保留 2~6 小时。

5. 肛周皮肤护理：保留灌肠时动作轻柔，保护肛周皮肤及直肠黏膜皮肤。每次便后进行肛周护理，使用柔软的卫生纸擦拭，并用毛巾蘸温水擦洗干净，保持肛周皮肤清洁、干燥。局部皮肤可涂氧化锌软膏，防止皮肤溃烂，必要时可用高锰酸钾坐浴。

6. 全身支持治疗护理：对症状严重者应暂停放疗，遵医嘱给予保护肠黏膜药物及肾上腺皮质激素，减轻黏膜水肿反应。便血严重者，遵医嘱静脉应用止血药，必要时输血。

九、放射性膀胱炎的健康教育

1. 在实施盆腔放疗前，嘱患者排空小便；腔内放疗时，在阴道内填塞纱布，以增加放射源与膀胱间的距离，减少膀胱受累。

2. 轻、中度急性放射性膀胱炎主要采用保守疗法：嘱患者每天饮水 1 000~2 000 mL，及时给予抗感染、止血及对症治疗，以缓解膀胱刺激征，注意外阴及尿道口清洁，防止逆行感染。重度出血者输新鲜血，纠正贫血，改善全身情况。

3. 重度放射性膀胱炎反复出现肉眼血尿者，遵医嘱用庆大霉素 24 万 U+地塞米松 5 mg+肾上腺素 1 mg+生理盐水 50 mL 膀胱灌注，嘱患者排尽尿液后灌注，勤翻身、改变体位，使药液充分接触膀胱内壁，消炎、止血，促进上皮组织修复和黏膜愈合。

十、鼻咽冲洗的健康教育

放疗是鼻咽癌患者首选的治疗方法，放射线可引起患者鼻腔、鼻咽部及口腔等不同程度受损，可出现黏膜干燥、鼻腔堵塞，分泌物增加、黏稠等症状。分泌物多可导致口腔和鼻腔恶臭，严重者发生黏膜充血、水肿、溃疡、感染、坏死，部分坏死细胞脱落，发生堆积现象，细菌在局部繁殖，导致鼻面部及周围组织的继发性感染。在预防与护理上，主要给予鼻咽冲洗以去除鼻咽部分泌物，保持鼻腔的清洁和湿润。

鼻咽冲洗术是利用鼻咽冲洗器将冲洗液注入患者鼻腔和鼻咽部进行反复冲洗，让冲洗液从另一鼻腔或者口腔流出，能够将鼻腔内及鼻咽深部的分泌物、坏死组织全部冲洗干净，起到清洁鼻腔和增强放疗敏感性的作用，可减少鼻咽局部感染，减少鼻咽癌复发的机会。

1. 鼻咽冲洗器的选择：一般选用球囊式鼻咽冲洗器进行鼻咽冲洗，冲洗时头稍向前倾，颌下接污水桶或盆。冲洗右侧鼻腔时头向右侧倾斜约30°，冲洗左侧鼻腔时头向左侧倾斜约30°，将喷液管前端的锥形头放在患者的鼻孔处，手握住冲洗器的气囊反复捏挤，冲洗液可通过管道和锥形头进入被冲洗的鼻腔，让冲洗液从另一侧鼻腔或口腔流出。嘱患者冲洗后轻轻单侧擤鼻，以排净冲洗液，每天进行鼻咽冲洗2~3次。

2. 鼻咽冲洗方法及注意事项：一般在放疗开始1周左右开始冲洗鼻腔，冲洗过程中，喷液头应紧贴鼻孔，略微调整喷液头的角度，尽量避免冲洗液沿鼻孔垂直冲；冲洗时压力不可过大，不可做吞咽动作，也不可说话，以免引起呛咳；如有冲洗液从口腔流出时，不要咽下，冲洗后要漱口；冲洗后不要用力过急过猛地擤鼻，或紧捏双侧鼻孔用力擤鼻，以免引起其他部位继发感染；有活动性鼻出血者暂停冲洗，以防加重出血；如果出现头晕、恶心、呛咳、乏力不适甚至跌倒等情况，也应暂时停止鼻咽冲洗。鼻腔冲洗器必须专人专用，以免引起交叉感染。

3. 鼻咽冲洗液的选择：一般选择生理盐水。如果鼻咽分泌物的量多，可选择先使用糜蛋白酶加盐酸氨溴索溶液滴鼻，滴鼻后继续使用3%高渗盐水进行鼻咽冲洗，能明显减轻鼻咽黏膜反应，减轻鼻塞症状。如发生鼻咽局部感染，可以选择0.02%呋喃西林溶液或者3%碳酸氢钠溶液进行鼻咽冲洗。

4. 在家自制生理盐水的方法：取 4.5 g 无碘盐溶于 500 g 温开水中。

出院后坚持冲洗，至少持续半年，以后根据复查鼻咽镜的情况来决定是否进行冲洗及冲洗的次数。提倡患者坚持鼻咽冲洗 3~5 年。

十一、鼻饲的健康教育

1. 每次鼻饲前应证实胃管在胃内且通畅，用少量（约 20 mL）温开水冲洗后再给膳食，鼻饲后再用温开水约 30 mL 冲管。防止鼻饲液积存于管腔中变质，造成肠胃炎或者堵塞管腔。

2. 鼻饲液温度应保持在 38~40 ℃，避免过冷或过热；新鲜果汁与奶液应分别注入，防止产生凝块；药片应研碎溶解后注入。

3. 每次注入膳食前应用纱布过滤，防止带有颗粒的或油腻的鼻饲液注入，堵塞营养管。

4. 灌注完毕，将胃管末端反折，用线绳扎紧，纱布包好，整理用物，并做好记录，避免灌入空气引起腹胀。

5. 长期鼻饲者应每日进行口腔护理 2 次，并定期更换胃管。

6. 患者对鼻饲要有一个适应过程，开始时膳食宜少量、清淡，逐渐加量，中午食量稍高于早、晚，每日 6~7 次，每次鼻饲量不超过 200 mL，间隔时间大于 2 小时。

7. 食物、食具和灌注过程应注意卫生，膳食应新鲜配制。

8. 注意膳食的调整。如排便次数多，大便酸臭，可能是进食过多糖类所致；大便稀臭，可能为蛋白质消化不良，应注意调整膳食种类。

9. 鼻饲时取半卧位，床头抬高 45°，与床头柜平齐，防止鼻胃管在胃内打折。

10. 每次鼻饲后，患者要维持原卧位 20~30 分钟，以防止呕吐。

11. 营养科配制的营养餐，每袋开启后 4 小时用完。首次使用营养餐者，分 3 次注入，注入量分别为 50 mL、70 mL、80 mL，每次间隔 1.5 小时。

十二、气管套管患者的健康教育

因各种原因行气管切开的患者，如果气管套管护理不当，会导致痰痂堵塞气管套管，引起呼吸困难甚至窒息。因此，气管切开的患者需加强气管套管的日常护理。

临床上常见的气管套管有金属气管套管（部分喉）、一次性塑料气管套管、金属全喉气管套管等。接受放疗的患者要选择塑料气管套管。

1. 脱管的预防：保持切口周围敷料及周围皮肤清洁、干燥，缚带要妥善固定，以能容纳一指为宜，以免过松容易脱出，过紧影响患者呼吸。

2. 气道湿化：气管切开的患者，每天通过呼吸从气管套管直接蒸发的水分达 1 000 mL，气管套管内壁容易形成干痂，因此要加强气道湿化。可用生理盐水 10 mL 加糜蛋白酶 1 支滴入，每 2~4 小时一次，每次 1~2 mL，可根据痰液黏稠程度适当增加滴入次数及滴入量。气管套管口覆盖纱布也能改善气道湿度。

3. 更换气管套管：气管套管取出时要轻柔，沿气管套管弯曲方向取出，避免刺激气道引起患者剧烈咳嗽。如果出现大量痰痂堵塞引起患者呼吸困难并伴明显痰鸣音，应及时取出气管内套管，行气道内湿化或吸痰，以改善患者症状。

十三、骨髓抑制的健康教育

放、化疗后大部分患者会出现血象降低，经对症治疗后会逐渐回升，因此患者化疗后要注意休息，增加营养，为下一周期化疗做好准备。

（一）白细胞数量低的护理

白细胞总数低于 $3.5\times10^9/L$ 或粒细胞总数低于 $2\times10^9/L$ 时应注意：

1. 保持口腔、会阴及皮肤清洁卫生。

2. 养成良好的卫生习惯，勤洗手，对食物加强消毒，勿食生冷、不洁食物。

3. 保持室内空气新鲜，经常通风，室内温、湿度适宜。

4. 外出时戴口罩，减少探视，避免去公共场所，避免感冒。

5. 严格按医嘱使用升白药物，定期复查血常规。

6. 增加营养，多吃一些升白细胞及能增强机体免疫力的食物。

（二）血小板减少的护理

血小板低于 $100\times10^9/L$ 为血小板减少，此时应注意：

1. 刷牙时用软毛牙刷，避免牙龈出血。选用电动剃须刀剃须。

2. 穿柔软的棉质内衣裤，忌用刺激性强的肥皂洗澡。

3. 避免进食骨头、粗纤维等较硬的食物，保持大便通畅，切勿用力排便。

4. 卧床休息，留陪护人员，避免磕碰、跌倒等情况发生，预防颅内出血。

5. 血小板≤50×10^9/L 时会有出血危险，应尽量卧床，避免磕碰，避免抓挠、剔牙、抠鼻等容易带来损伤的动作。

6. 剪短指甲，以免划破皮肤，各种穿刺拔针后延长按压时间。

7. 复查血象，必要时给予升血药物及血小板输注。

8. 观察大小便颜色。女性月经期注意观察月经量，如有异常，及时告知医护人员。如患者出现视力模糊、头痛、头晕、呕吐等不适，提示颅内出血的可能，应立即告知医生。

十四、疼痛的健康教育

疼痛是癌症患者最常见的症状，严重影响癌症患者的生活质量。WHO提出：合理应用现有知识和药物可以缓解大多数癌症患者的疼痛；药物止痛治疗是缓解癌痛的基本疗法，也是许多晚期癌痛患者唯一可能耐受和获益的疗法。患者进行止痛治疗时常需按时服药，要在医务人员指导下进行止痛治疗，不宜自行调整止痛药剂量和止痛方案。止痛治疗时要密切观察药物的疗效和副作用，随时与医务人员沟通，定期随访或复诊。

（一）正确认识疼痛

患者需要告诉医生以下情况：

1. 什么地方痛？一个地方还是全身？

2. 什么时候开始痛的？是持续性还是间断性的疼痛？

3. 是什么样的疼痛？是尖锐的刀割样疼痛还是钝痛、隐痛？

4. 疼痛有多严重或有多强烈？按疼痛评分表将疼痛评为 0~10 分，你的疼痛可以评到几分？（根据疼痛评分表）

5. 什么可以使疼痛得以缓解？

6. 什么情况下会觉得更痛？

7. 曾试过什么方法来缓解疼痛？比如改变体位或冷敷、热敷，哪些有用？

8. 依照过去的经验，若有疼痛会怎么处理？

9. 疼痛是一直持续的吗？若不是，一天或一星期痛几次？

10. 每一次疼痛持续多久？

11. 以前针对疼痛做过什么其他治疗吗？

12. 吃过什么止痛药？

亲爱的患者及家属，当患者出现疼痛时请及时告知医护人员，通过我们的专业治疗可以减轻或消除疼痛，而且您通过倾诉也可以消除恐惧、焦虑、忧郁和孤独等不良情绪，对治疗疼痛有很大的帮助。

疼痛药物使用原则：①口服用药；②按照规定的时间用药；③用药量需要医生指导；④密切留意用药后的反应；⑤按阶梯用药。

（二）阿片类药物常见不良反应及处理

阿片类药物是世界上公认的治疗中、重度疼痛和慢性疼痛的首选药，镇痛疗效显著，成瘾极少发生，发生率<0. 04%。

常见的不良反应如恶心、呕吐、嗜睡、头晕等大多出现于用药的初期，除便秘以外的不良反应，患者都会逐渐耐受，应进行积极的预防性治疗，减轻或避免不良反应的发生。有时还会出现过度镇静、呼吸抑制和尿潴留，但这三种现象的发生率很低（<5%）。

1. 便秘：便秘是阿片类药物最常见的不良反应，如果您在镇痛治疗过程中出现便秘，请及时告诉医护人员，我们会采取相应的处理方法。

预防便秘的方法：多饮水，适当活动，多吃蔬菜和水果，养成规律排便的习惯，同时在医生的指导下服用缓泻剂如乳果糖口服液、麻仁润肠丸等。

2. 恶心、呕吐：患者出现恶心、呕吐时，应先排除其他原因，如脑转移、化疗、放疗或高钙血症。在初次服用阿片类药物时，可能会出现恶心、呕吐现象，只要继续服药 3~5 日，这些反应就会减轻或者消失。

预防性措施：初用阿片类药物的第 1 周，应预防性使用止吐药物，同时创造舒适的休养环境，减少不良刺激。呕吐时给患者准备好接收容器，如外套塑料袋的塑料小桶，呕吐后及时更换塑料袋、漱口。

（三）非甾体类药物的特点及不良反应

1. 非甾体类药物的特点：

（1）该类药物有剂量极限性（天花板效应）。增加药物剂量达到一定程度后，再增加剂量亦不会增加疗效。故使用该类药物时剂量不要超过药品说明书的限定剂量。

（2）该类药物为非处方用药，对轻度疼痛有确切效果，对中、重度疼痛可与阿片类药物合并使用以增加疗效。

（3）该类药物不产生耐药性及生理或心理依赖性。

2. 非甾体类药物常见的不良反应：消化性溃疡、消化道出血、血小板功能障碍、肾功能损伤、肝功能损伤、过敏反应等。服药期间，最好戒烟、忌酒，不饮用含咖啡因的饮料或酸性饮料。

减少不良反应发生的小技巧：①按时给药，减少暴发痛。②口服控、缓释片，减少血药浓度的波动。③服用美施康定（硫酸吗啡缓释片）和奥施康定（盐酸羟考酮缓释片）时，记得整片吞服，不可掰开、碾碎或咀嚼。④从小剂量开始，若仍有疼痛，按原剂量的25%~50%逐渐加量，直至疼痛控制良好。⑤若想停药，最初两天减量25%~50%，随后每天减量25%，直至日用量减至相当于吗啡30~60 mg时，可完全停药，没有成瘾的困扰。⑥预先对症用药，如预防便秘的乳果糖口服液、通便灵、酚酞片、麻仁润肠丸等。⑦对于疼痛不稳定、需频繁调整剂量的患者不推荐使用贴剂。

（四）癌痛规范化治疗中患者和家属的配合

1. 患者在整个治疗和康复过程中，需要家属的关心，疼痛患者更是如此。家属在疼痛的报告、评估和治疗中都起着非常重要的支持作用。

2. 当患者疼痛时，家属可以帮助患者及时向医务人员反映疼痛情况。医生开药物处方时，家属可以陪伴患者，协助回答问题，询问并记录。

3. 在服药过程中，家属可以提醒并督促患者按时、按剂量、按正确的服药方法服药。

4. 家属可以及时与医护人员沟通患者的疼痛变化情况，如加重、缓解等，以及患者的功能、情绪改变，有助于医生及时调整治疗方案。

5. 家属可以协助疼痛患者创造舒适的睡眠环境，制订合理的饮食、康复计划。

6. 家属可以帮助患者疏导心理压力。

十五、腹泻的健康教育

1. 祛除病因：易引起腹泻的药物主要有伊立替康、5-氟尿嘧啶等。另外要注意停止进食被污染的饮食，对肠道感染的患者可遵医嘱给予抗生素治疗。

2. 卧床休息：减少肠蠕动，减少体力消耗，同时应注意腹部保暖。

3. 饮食护理：要多饮水，给予清淡的流质或半流质饮食，腹泻严重的患者应暂时禁食。

4. 防止水、电解质紊乱：遵医嘱及时给予止泻剂，并补充电解质，如口服补液盐、静脉输液等，以免出现水、电解质紊乱。

5. 皮肤护理：做好肛周皮肤的清洁，减少刺激。每次便后用软纸轻擦肛门，用温水清洗肛门，并在肛门周围涂油膏，以保护局部皮肤。

6. 观察病情：应注意观察和记录粪便的性质、颜色及次数，必要时留取标本送验。有异常时及时报告医护人员。

十六、恶心、呕吐的健康教育

1. 发生呕吐时取仰卧位，头偏向一侧，及时去除呕吐物，保持环境清洁、干净。鼓励患者漱口，注意口腔清洁。

2. 遵医嘱给予止吐剂，口服止吐剂后应卧床休息半个小时至 1 个小时再起床。可以利用针灸、指压来减轻症状，常用穴位是内关穴、足三里穴等。

3. 告知患者化疗前后勿大量进食。宜吃易消化、少油腻的清淡食物；多吃高蛋白、高维生素的食物，如肉、蛋、奶、鱼；多吃新鲜水果及蔬菜等；尽量摄取水分和盐分。鼓励患者少量多餐，饭后 1～2 小时坐在椅子上休息，不要马上卧床。呕吐严重时，可在一定时间内禁食，以减轻胃的负担。

4. 给予患者心理支持，分散其注意力。松弛疗法有助于减轻恶心程度，如静坐、听音乐等。

十七、便秘的健康教育

便秘是接受放、化疗的肿瘤患者常见的不良反应之一，其发生率为 15% 左右，中、晚期恶性肿瘤放、化疗患者便秘发生率可高达 43%。在女性及老年患者中更为常见。便秘是指正常的排便形态改变，排便次数减少，每 2～3 天或更长时间排便一次，无规律，排出又干又硬的粪便，且排便不畅、困难。

1. 便秘会造成什么问题呢？① 腹痛、腹胀；② 食欲不振，恶心或呕吐；③ 肛门撕裂；④ 痔疮加重或发生炎症；⑤ 烦躁不安、焦虑等，甚至影响生活质量。

2. 肿瘤患者为什么会发生便秘？

（1）饮食因素：进食量少，进食过于精细，食物中的纤维素不足，不能有效刺激肠管蠕动；饮用水分不足，粪便不能够充分软化。

（2）缺乏运动：化疗患者常疲乏无力，活动减少，导致肠蠕动减弱而出现便秘。

（3）药物因素：①止吐药物如昂丹司琼、甲氧氯普胺等可抑制小肠和结肠的蠕动引起便秘。②长春碱类化疗药物引起的肠道自主神经毒性可引起便秘。③止痛药如哌替啶、吗啡等本身也可以导致便秘。④经常服用泻药或灌肠可使直肠黏膜的反应性降低，甚至造成对药物或灌肠的依赖，导致便秘或使便秘加重。

（4）恶心、呕吐：化疗时，胃肠道反应如恶心、呕吐可致体内水分丧失，加上患者怕吐而不愿多喝水，使体内水分进一步减少，导致大便量少而干燥，更加不易排出。

（5）精神心理因素：化疗患者常常出现焦虑、紧张的情绪，这种不良情绪可增加盆底肌群紧张而导致便秘。

（6）忽视排便信号：由于活动不便或环境等因素，患者即使出现便意，也强行忍耐或克制而不及时排便，久之导致便秘。

3. 便秘的预防：

（1）饮食方面：

1）进食清淡、易消化的食物，少量多餐。多食富含纤维素的食物（如红薯、芹菜、韭菜）以及水果等，这类食物能刺激肠蠕动，促进排便。

2）化疗期间，每日饮水量不少于 2 000 mL。增加水分摄入，可增加尿量及充分软化大便，使之易于排出，同时也利于体内毒素的排出。

3）一般患者在使用化疗药物 2~5 日内恶心、呕吐明显而不愿进食，除选择清淡、易消化饮食，少量多餐外，还可以选择新鲜的蔬菜、水果及含有大量纤维素的糙米和豆类等食物，以促进肠管蠕动；适当进食有润肠作用的食物，如蜂蜜、芝麻、核桃、香蕉、芭蕉等。

4）在应用化疗药物前、中、后饮用热牛奶也能起到有效预防便秘的作用。

（2）活动方面：

1）根据自身的恢复情况，制订适宜的运动计划，如散步、打太极拳、做操、爬楼梯等，早、晚各一次，每次20~30分钟，以不疲劳为宜。

2）练习腹式呼吸。方法：吸气时鼓腹并放松肛门、会阴，呼气时收腹并缩紧肛门、会阴，气呼尽后略加停顿，再进行呼吸，如此反复6~8次。

3）卧床时，可以进行腹部按摩。按摩方法：仰卧位，一手按于肚脐上，另一手放其上，先顺时针揉腹5~10分钟再逆时针揉腹5~10分钟。按揉时用力要适度，动作要轻柔。每日1次，最好在早上起床前按摩，也可以在排便前20分钟按摩，以增强腹部肌肉和肠道平滑肌张力，刺激肠蠕动，有利于排便。不过此方法不适合有伤口或伤口愈合不良的患者。

（3）合理使用止吐及止痛药物，分散患者注意力。鼓励患者通过看书、听音乐、聊天等以减轻呕吐；减少止痛药的应用，有助于减少药物不良反应所致的便秘。

（4）养成好习惯：尽可能调整在每日早餐后排便。因吃早餐易引起胃-结肠反射，此时训练排便，易建立条件反射。即使无便意，也应坚持每日蹲厕所10~20分钟，用力做排便动作，将双手压在腹部，做咳嗽动作，以增加腹部压力，促进排便，同时要集中精力，排便时不看报纸、手机或做其他事情，养成良好的排便习惯。如有便意，应及时如厕，不要忍耐或克制。

（5）温水足浴：可每天晚餐后1小时进行，每次20分钟，水温宜40~45 ℃，水位要浸过脚踝。通过温水刺激双足，促进双足底的小肠、结肠、肛门反射区等的血液循环，加强其功能，促进肠蠕动，利于排便，这种方法也能收到相当不错的效果。

（6）经上述方法无法缓解便秘时，可采用以下方法：①遵医嘱口服缓泻药物，如乳果糖口服液或火麻仁胶囊等。缓泻剂可使粪便中的水分含量增加，刺激肠蠕动，加速肠内食物的运行，从而起导泻作用。但使用缓泻剂时应在医生的指导下使用，切勿自行用药，因为医生会根据患者的特点及病情选用合适的缓泻剂。对于老人、小孩应选择作用缓和的缓泻剂。②使用简易的通便剂：常用开塞露、油栓等，其作用机制是软化粪便，润滑肠壁，刺激肠蠕动，促进排便。③行穴位按压：取足三里穴或支沟穴按压30~50次（2~3分钟），通常可协助改善症状（注：足三里位于外膝眼下3寸、胫骨粗隆外1寸处；支沟穴位于腕背横纹上3寸，桡骨与尺骨之间）。

十八、发热的健康教育

发热是某些肿瘤患者常伴有的症状。临床量体温常采用三种方法：正常情况下，口腔温度不超过 37.2 ℃，直肠温度不超过 37.6 ℃，腋窝温度不超过 37 ℃，若超过以上界限即为发热。癌性发热是指癌症患者在排除抗生素治疗感染无效的情况下出现的，直接与癌症有关的非感染性发热和患者在肿瘤发展过程中因治疗而引起的发热，不包括肿瘤患者继发感染或应用药物治疗引起的继发性发热。

护理措施如下：

1. 积极查明原因，以便针对性地处理。

（1）体温调节中枢功能失调：如脊髓损伤或病变。

（2）术后外科热：机体对手术创伤的反应。

（3）感染：感染性疾病（如结核、骨髓炎等）、切口感染、化疗后骨髓抑制引起感染。

（4）恶性肿瘤。

（5）过敏反应：输血、输液反应，排斥反应等。

2. 减少体热的产生及增加体热的散失：

（1）将患者安置在通风透气的空调房间，室温保持在 18～22 ℃，湿度保持在 50%～70%。

（2）给予温水或乙醇擦浴、冰敷、冰盐水灌肠、洗温水澡等物理降温。

（3）体温高于 38.5 ℃时遵医嘱给予退热药物。

3. 减少发热对机体造成的影响：

（1）卧床休息，给予低流量吸氧。

（2）给予清淡易消化的高热量、高维生素的流质或半流质饮食，保证机体水分及营养的摄入。

（3）保持口腔清洁。在晨起、餐后、睡前协助患者漱口。

（4）保持皮肤清洁。及时更换衣服和床单，防止受凉。

4. 心理疏导：

患者发热时常伴有紧张不安，如害怕肿瘤进展等心理反应，特别是长期发热的患者。在条件允许的情况下，医护人员应允许家属陪伴患者，给予其家庭支持，并积极进行相关知识宣教，以缓解其心理压力。

附　RTOG 急性放射损伤分级标准

器官、组织	0	Ⅰ	Ⅱ	Ⅲ	Ⅳ
皮肤	无变化	滤泡样暗色红斑/脱发/干性脱皮，出汗减少	触痛性或鲜色红斑，片状湿性脱皮/中度水肿	皮肤皱褶以外部位的融合的湿性脱皮，凹陷性水肿	溃疡，出血，坏死
黏膜	无变化	充血/可有轻度疼痛，无需镇痛药	片状黏膜炎，或有炎性血液分泌物/或有中度疼痛，需镇痛药	融合的纤维性黏膜炎/可伴重度疼痛，需麻醉药	溃疡，出血，坏死
眼	无变化	轻度黏膜炎，有或无巩膜出血/泪液增多	轻度黏膜炎伴或不伴角膜炎，需激素和（或）抗生素治疗/干眼，需用人工泪液/虹膜炎，畏光	严重角膜炎伴角膜溃疡/视敏度或视野有客观性的减退/急性青光眼/全眼球炎	失明（同侧或对侧）
耳	无变化	轻度外耳炎伴红斑、瘙痒，继发干性脱皮，无需用药，听力图与放疗前比无变化	中度外耳炎，需外用药物治疗/浆液性中耳炎/仅测试时出现听觉减退	重度外耳炎，伴溢液或湿性脱皮/有症状的听觉减退/耳鸣，与药物无关	耳聋
唾液腺	无变化	轻度口干/唾液稍稠/可有味觉的轻度变化如金属味/这些变化不会引起进食行为的改变，如进食时需水量增加	轻度到完全口干/唾液变稠、变黏/味觉发生明显改变	—	急性唾液腺坏死

续表

器官、组织	0	Ⅰ	Ⅱ	Ⅲ	Ⅳ
咽和食管	无变化	轻度吞咽困难或吞咽疼痛/需麻醉性镇痛药/需进流食	持续声嘶，但能发声/牵涉性耳痛，咽喉痛，片状纤维性渗出或轻度喉水肿，无需麻醉剂/咳嗽，需镇咳药	讲话声音低微，咽喉痛或牵涉性耳痛，需麻醉剂/融合的纤维性渗出，明显的喉水肿	明显的呼吸困难，喘鸣或咯血，气管切开或需要插管
上消化道	无变化	厌食伴体重比放疗前下降≤5%/恶心，无需镇吐药/腹部不适，无需抗副交感神经药或镇痛药	厌食伴体重比放疗前下降≤5%/恶心和（或）呕吐，需要止吐药/腹部不适，需止吐药	厌食伴体重比放疗前下降≥5%/或需鼻胃管或胃肠外支持。恶心和（或）呕吐，需插管或胃肠外支持/腹痛，用药后仍较重/呕血或黑粪/腹部膨胀（平片示肠管扩张）	肠梗阻；亚急性或急性梗阻；胃肠道出血需输血/腹痛需置管减压或肠扭转
下消化道包括盆腔	无变化	大便次数增多或大便习惯改变，无需用药/直肠不适，无需镇痛治疗	腹泻，需用抗副交感神经药（如止吐宁）/黏液分泌增多，无需卫生垫/直肠或腹部疼痛，需镇痛药	腹泻，需肠胃外支持/重度黏液或血性分泌物增多，需卫生垫/腹部膨胀（平片示肠管扩张）	急性或亚急性肠梗阻、肠瘘或肠穿孔；胃肠道出血需输血；腹痛或里急后重需置管减压或肠扭转
肺	无变化	轻度干咳或劳累时呼吸困难	持续咳嗽，需麻醉性镇咳药/稍活动即呼吸困难，但休息时无呼吸困难	重度咳嗽，对麻醉性止咳药无效，或休息时呼吸困难/临床或影像有急性放射性肺炎的证据/间断吸氧，或可能需皮质激素治疗	严重呼吸功能不全/持续吸氧或辅助通气治疗

续表

器官、组织	0	Ⅰ	Ⅱ	Ⅲ	Ⅳ
生殖泌尿道	无变化	排尿频率或夜尿为放疗前的2倍/排尿困难、尿急，无需用药	排尿困难或夜尿少于每小时1次，排尿困难、尿急、膀胱痉挛，需局部用麻醉剂（如非那吡啶）	尿频伴尿急和夜尿，每小时1次或更频/排尿困难，盆腔痛或膀胱痉挛，需定时、频繁地给予麻醉剂/肉眼血尿伴或不伴血块	血尿需输血/急性膀胱梗阻，非继发于血块、溃疡或坏死
心脏	无变化	无症状但有客观的心电图变化证据；或心包异常，无其他心脏病的证据	有症状，伴心电图改变和影像学上充血性心力衰竭的表现，或心包疾病/无需特殊治疗	充血性心力衰竭，心绞痛，心包疾病，对治疗有效	充血性心力衰竭，心绞痛，心包疾病，心律失常，对非手术治疗无效
中枢神经系统	无变化	功能完全正常（如能工作），有轻微的神经体征，无需用药	出现神经体征，需家庭照顾/可能需护士帮助/包括类固醇的使用/可能需抗癫痫的药物	有神经体征，需住院治疗	严重的神经损害，包括瘫痪、昏迷或癫痫发作（即使用药仍每周发作>3次），需住院治疗
白细胞（$\times10^9$/L）	≥4.0	3.0~<4.0	2.0~<3.0	1.0~<2.0	<1.0
血小板（$\times10^9$/L）	>100	75~<100	50~<75	25~<50	<25或自发性出血
中性粒细胞（$\times10^9$/L）	≥1.9	1.5~<1.9	1.0~<1.5	0.5~<1.0	<0.5或败血症
血红蛋白（g/L）	>110	110~95	<95~75	<75~52	—
红细胞沉降率（mm/h）	≥32	28~<32	<28	需输浓红细胞	—

参考文献

[1] 李晔雄. 肿瘤放射治疗学 [M]. 5 版. 北京：中国协和医科大学出版社，2008.

[2] POLLOCK R E，DOROSHOW J H，KHAYAT D，等. UICC 临床肿瘤学手册 [M]. 孙燕，汤钊猷，译. 北京：人民卫生出版社，2006.

[3] 蒋国梁. 现代肿瘤放射治疗学 [M]. 上海：上海科学技术出版社，2003.

[4] CLIFFORD CHAO K S，PEREZ C A，BRADY L W. 肿瘤放射治疗决策 [M]. 王俊杰，高献书，朱广迎，译. 北京：科学出版社，2012.

[5] 胡雁，陆箴琦. 实用肿瘤护理 [M]. 上海：上海科学技术出版社，2007.

[6] 尤黎明，吴瑛. 内科护理学 [M]. 6 版. 北京：人民卫生出版社，2017.

[7] 柏树令，应大君. 系统解剖学 [M]. 8 版. 北京：人民卫生出版社，2013.